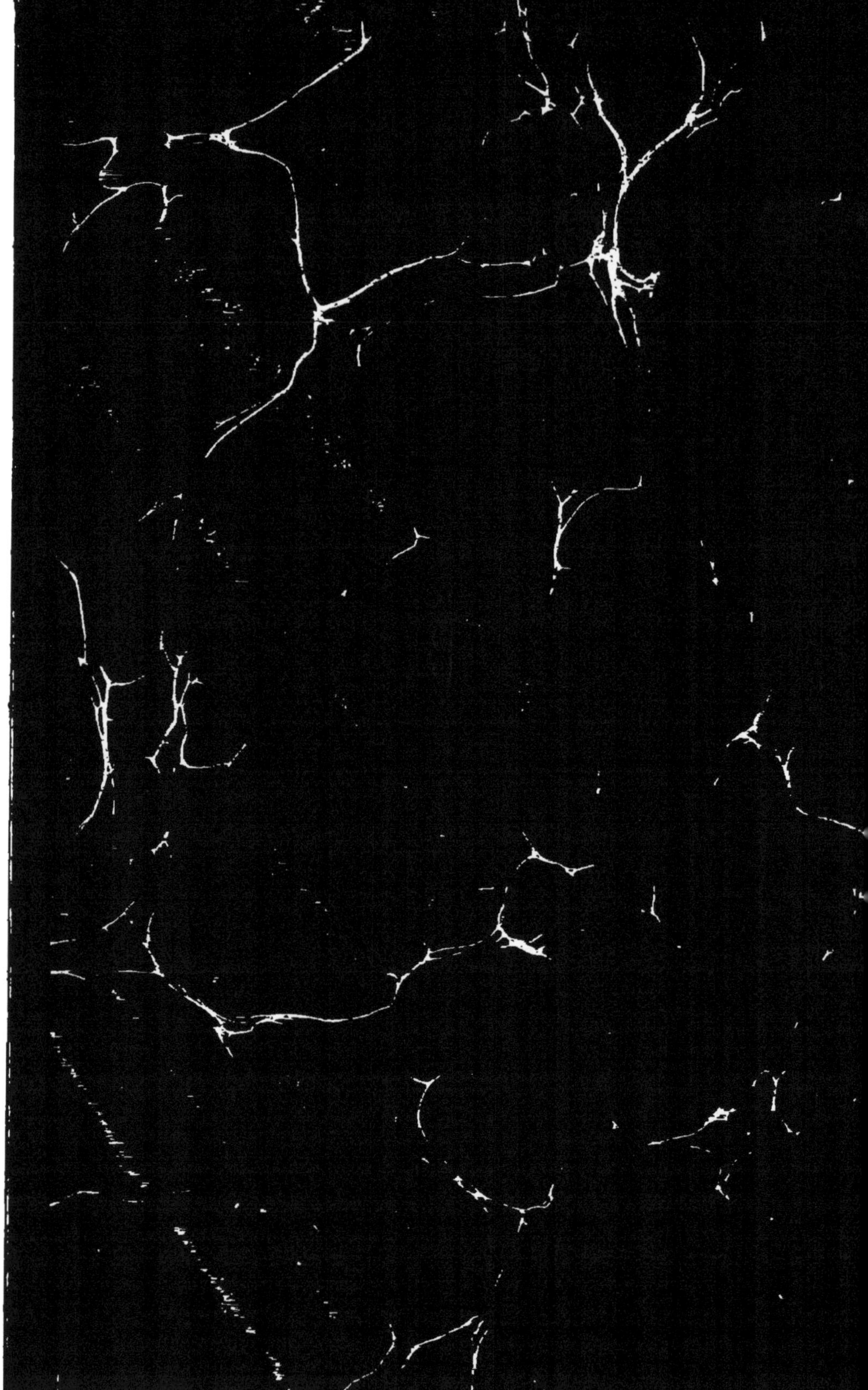

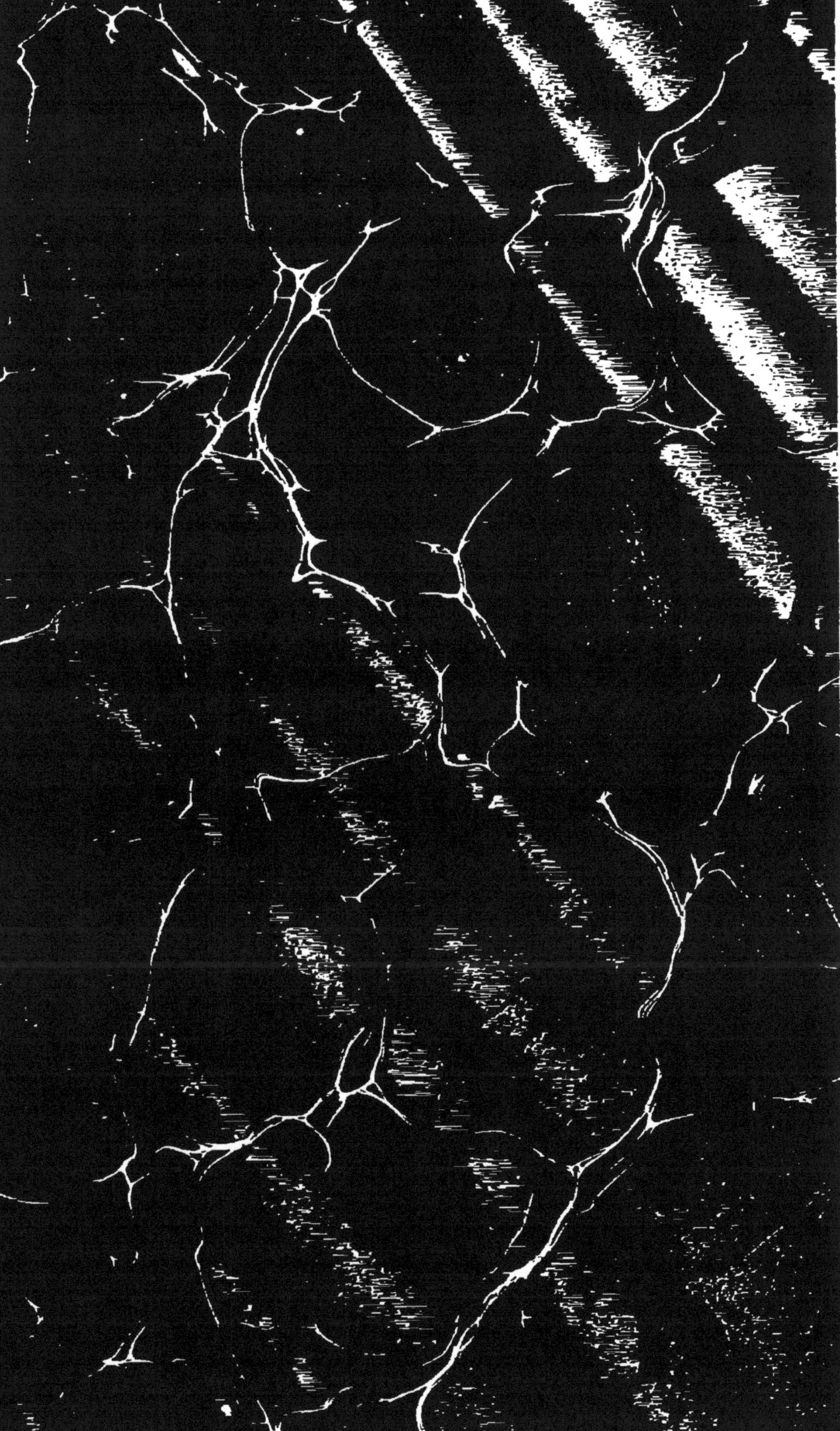

INSTRUCTION PRATIQUE

SUR

LE MAGNÉTISME

ANIMAL.

PARIS. IMPRIMERIE DE G.-A. DENTU,
rue de Bussi, nº 17.

INSTRUCTION PRATIQUE

SUR LE

MAGNÉTISME ANIMAL.

PAR J.-P.-F. DELEUZE.

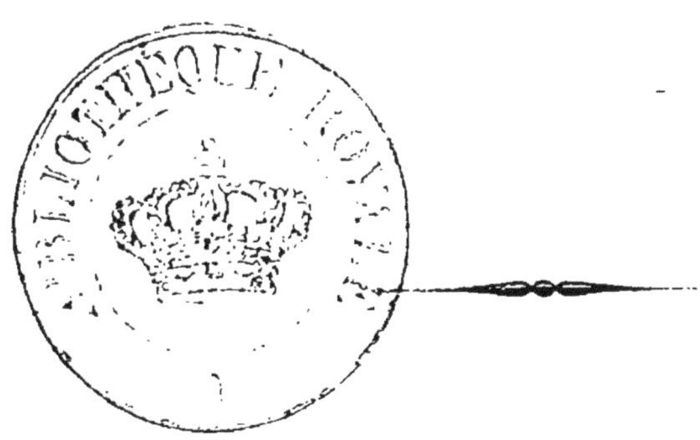

PARIS,

CHEZ G.-A. DENTU, IMPRIMEUR-LIBRAIRE,
rue de Bussi, n° 17;

et Palais-Royal, galerie vitrée, n° 13.

1846.

INSTRUCTION PRATIQUE

SUR LE

MAGNÉTISME ANIMAL.

INTRODUCTION.

Plusieurs personnes m'ont engagé à publier sur le magnétisme une instruction simple, claire, dégagée de toute théorie, et propre à diriger dans tous les cas ceux que de nombreux témoignages ont convaincus de la réalité de l'agent, et qui sont embarrassés sur les moyens d'en faire usage. Je vais remplir cette tâche dans la seule vue d'être utile.

Cet ouvrage n'a point pour but de convaincre les hommes qui, d'ailleurs fort éclairés, doutent encore de la réalité du magnétisme; il est principalement destiné à ceux qui ne se sont occupés ni de médecine, ni de physiologie, ni de physique, qui croient au magnétisme sur parole sans avoir vu magnétiser, et qui, persuadés que j'en sais plus qu'eux sur le sujet que je traite, veulent essayer de ma méthode, pour réussir, comme j'ai eu le bonheur de le faire, à guérir ou soulager les maux de leurs semblables. Je donnerai les principes que je crois vrais, sans entrer dans aucune discussion pour en prouver la vérité. J'éviterai de prononcer sur ce qui me paraît douteux; et si je me trompe quelquefois dans ma manière d'envisager les choses, mes erreurs tenant seulement à la théorie que je me suis faite pour lier les phénomènes, et pour les ramener à une même cause, elles n'auront aucune influence sur l'indication des moyens à prendre pour produire ces phénomènes, et pour en tirer parti. Je ne m'arrêterai point à rapporter des faits à l'appui de ma doctrine; je me bornerai à citer quelques-uns de ceux que j'ai moi-même observés, lorsque des exemples me paraîtront nécessaires pour me faire mieux entendre.

Afin de mettre plus d'ordre dans cette instruction, je la diviserai en chapitres.

Je poserai d'abord quelques principes pour ramener tous mes conseils à des notions simples. S'il se trouve quelque chose d'hypothétique dans ma manière d'énoncer ces principes, cela ne changera rien aux conséquences. Ainsi j'emploierai l'expression *fluide magnétique*, parce que je crois à ce fluide, dont la nature m'est inconnue; mais ceux qui nient l'existence du fluide, qui comparent l'action du magnétisme dans les êtres vivans, à celle de l'attraction dans la nature morte, ou qui admettent une influence spirituelle sans agent particulier, ne pourront, par cette raison, contredire les conséquences auxquelles j'arriverai. La connaissance des procédés et de toutes les conditions nécessaires pour faire un bon usage du magnétisme est indépendante des opinions qui servent à expliquer les phénomènes, et dont, jusqu'à présent, aucune n'est susceptible de démonstration.

Mon premier chapitre contiendra l'énoncé de ces principes généraux et applicables à tous les cas.

Dans le second chapitre j'enseignerai les divers procédés qu'on emploie pour magnétiser lorsqu'il n'y a point de somnambulisme.

Dans le troisième je parlerai des indications que les premiers effets qu'on aperçoit donnent pour le choix des procédés.

Dans le quatrième je ferai connaître les moyens auxiliaires par lesquels on augmente la force du magnétisme, soit en communiquant la vertu magnétique à certains corps, soit en mettant le magnétisme en mouvement et en circulation, de manière que plusieurs personnes puissent en éprouver l'action à la fois, sous la direction d'un seul magnétiseur.

Dans le cinquième je traiterai du somnambulisme, et de la manière de se conduire avec les somnambules.

Dans le sixième je parlerai des précautions que doit prendre un malade pour le choix d'un magnétiseur.

Dans le septième, de l'application du magnétisme aux diverses maladies et de son association à la médecine.

Dans le huitième, des dangers du magnétisme, et de ce qu'il faut faire pour les prévenir.

Dans le neuvième, des moyens de développer et de fortifier en soi-même les facultés magnétiques, et d'en tirer tout le parti possible.

Dans le dixième et dernier, des études qui conviennent à ceux qui veulent acquérir une connaissance profonde du magnétisme (1).

(1) Les personnes qui liront de suite ces dix chapitres remarqueront que des choses dites dans les premiers sont répétées dans les autres presque avec les mêmes termes. J'aurais fait disparaître ces répétitions si j'avais considéré mon ouvrage comme une production littéraire; je les ai laissées pour que ceux qui consulteront seulement un article y trouvent tous les conseils relatifs au sujet dont il est question, sans que je sois obligé de renvoyer à ce que j'ai dit précédemment.

Si dans plusieurs endroits je me permets de prendre le ton dogmatique, ce n'est point que j'abonde dans mon sens, c'est uniquement pour être plus clair et plus précis, pour éviter d'inutiles circonlocutions, et pour ne pas laisser dans l'incertitude ceux qui consentiront à me prendre pour guide. Personne ne sent mieux que moi l'imperfection de mon travail; il y a nécessairement beaucoup d'omissions. Je recevrai avec reconnaissance les observations critiques qu'on voudra bien m'adresser, et j'en profiterai pour corriger mes fautes, et pour ajouter dans une seconde édition ce qui aura paru manquer dans ce premier essai.

Parmi les hommes qui se sont livrés à la pratique du magnétisme, il en est un grand nombre qui ont plus de lumières et plus de connaissance que moi. Je désire vivement que la lecture de cet écrit les détermine à exécuter, mieux que je n'ai pu le faire, le plan que je me suis proposé. Je les invite à prendre dans mon instruction tout ce qui leur paraîtra devoir être conservé, et à ne me citer que pour rectifier les erreurs qui peuvent m'être échappées. Notre vœu à tous, c'est de faire le bien ; ce vœu nous unit, il nous identifie pour ainsi dire les uns avec les autres ; quand un succès est obtenu, nous en jouissons également, quel qu'en soit l'auteur.

Il est possible qu'on mette quelque amour propre à avoir découvert une vérité : on n'en met jamais à avoir fait de bonnes actions.

Un médecin qui serait déjà célèbre accroîtrait peut-être sa réputation en publiant un bon ouvrage sur le magnétisme; il appellerait l'attention sur un ordre de phénomènes qui appartient à la nature vivante, il fonderait une école, il trouverait des disciples parmi ses confrères. Ce genre de succès est impossible pour nous; nos adversaires nous condamnent sans examen, et ils exercent une grande influence sur l'opinion publique. Nous n'avons de partisans que parmi ceux à qui nous avons rendu service, et la plupart d'entre eux n'osent élever la voix; heureusement leur nombre augmente tous les jours, et cela doit soutenir notre courage et nos espérances. Continuons donc à travailler de concert à propager le magnétisme, sans contestation, sans crainte, sans esprit de système; écartons les abus et les dangers qui peuvent en accompagner l'usage; rassemblons les matériaux d'une science bienfaisante; le moment doit arriver où un homme de génie réunira tous ces matériaux, et construira un édifice que le temps ne pourra renverser.

CHAPITRE PREMIER.

Notions générales et Principes.

1. L'homme a la faculté d'exercer sur ses semblables une influence salutaire, en dirigeant sur eux, par sa volonté, le principe qui nous anime et nous fait vivre.

2. On donne à cette faculté le nom de magnétisme : elle est une extension du pouvoir qu'ont tous les êtres vivans d'agir sur ceux de leurs propres organes qui sont soumis à la volonté.

3. Nous ne nous apercevons de cette faculté que par les résultats, et nous n'en faisons usage qu'autant que nous le voulons.

4. Donc la première condition pour magnétiser c'est de vouloir.

5. Comme nous ne pouvons comprendre qu'un corps agisse sur un autre à distance, sans

qu'il y ait entre eux quelque chose qui établisse la communication, nous supposons qu'il émane de celui qui magnétise une substance qui se porte sur le magnétisé, dans la direction imprimée par la volonté. C'est cette substance, la même qui entretient chez nous la vie, que nous nommons fluide magnétique. La nature de ce fluide est inconnue, son existence même n'est pas démontrée; mais tout se passe comme s'il existait, et cela suffit pour que nous l'admettions dans l'indication que nous donnons des moyens d'employer le magnétisme.

6. L'homme est composé d'un corps et d'une âme, et l'influence qu'il exerce participe des propriétés de l'un et de l'autre. Il s'ensuit qu'il y a trois actions dans le magnétisme : 1° l'action physique; 2° l'action spirituelle; 3° l'action mixte. On verra par la suite qu'il est facile de distinguer quels phénomènes appartiennent à chacune de ces trois actions.

7. Si la volonté est nécessaire pour diriger le fluide, la croyance est nécessaire pour qu'on fasse usage sans efforts et sans tâtonnemens des facultés qu'on possède. La confiance en la puissance dont on est doué fait aussi qu'on agit sans efforts et sans distractions. Au reste, la confiance n'est qu'une suite de la croyance; elle en diffère seulement en ce qu'on se croit doué

soi-même d'une puissance dont on reconnaît la réalité.

8. Pour qu'un individu agisse sur un autre il faut qu'il existe entre eux une sympathie morale et physique, comme il en existe une entre tous les membres d'un corps animé. La sympathie physique s'établit par des moyens que nous indiquerons : la sympathie morale par le désir qu'on a de faire du bien à quelqu'un qui désire en recevoir, ou par des idées et des vœux qui, les occupant également l'un et l'autre, forment entre eux une communication de sentimens. Lorsque cette sympathie est bien établie entre deux individus, on dit qu'ils sont en rapport.

9. Ainsi la première condition pour magnétiser c'est la volonté; la seconde c'est la confiance que celui qui magnétise a en ses forces; la troisième c'est la bienveillance ou le désir de faire du bien. Une de ces qualités peut suppléer aux autres jusqu'à un certain point; mais pour que l'action du magnétisme soit à la fois énergique et salutaire, il faut que les trois conditions soient réunies.

10. Le fluide magnétique qui émane de nous peut non seulement agir directement sur la personne que nous voulons magnétiser, il peut encore lui être porté par un intermédiaire, que

nous aurons chargé de ce fluide auquel nous aurons imprimé un mouvement déterminé.

11. L'action directe du magnétisme cesse lorsque le magnétiseur cesse de vouloir, mais le mouvement imprimé par le magnétisme ne cesse pas pour cela, et la plus petite circonstance suffit quelquefois pour renouveler les phénomènes qu'il a d'abord produits.

12. La volonté constante suppose continuité d'attention; mais l'attention se soutient sans efforts lorsqu'on a une entière confiance en ses forces. Un homme qui marche vers un but est toujours attentif à éviter les obstacles, à mouvoir ses pieds dans la direction convenable; mais cette sorte d'attention lui est si naturelle qu'il ne s'en rend pas compte, parce qu'il a d'abord déterminé son mouvement, et qu'il reconnaît en lui la force nécessaire pour le continuer.

13. L'action qu'exerce le fluide magnétique étant relative au mouvement qui lui a été imprimé, cette action ne sera salutaire qu'autant qu'elle sera accompagnée d'une bonne intention.

14. Le magnétisme, ou l'action de magnétiser, se compose de trois choses; 1° la volonté d'agir; 2° un signe qui soit l'expression de cette volonté; 3° la confiance au moyen qu'on em-

ploie. Si le désir du bien n'est pas réuni à la volonté d'agir, il pourra y avoir quelques effets, mais ces effets seront désordonnés.

15. L'émanation du magnétiseur, ou son fluide magnétique, exerçant une influence physique sur le magnétisé, il s'ensuit que le magnétiseur doit être en bonne santé. Cette influence se faisant à la longue sentir sur le moral, il s'ensuit que le magnétiseur doit être digne d'estime par la droiture de son esprit, la pureté de ses sentimens et l'honnêteté de son caractère. La connaissance de ce principe est également importante pour ceux qui magnétisent, et pour ceux qui se font magnétiser.

16. La faculté de magnétiser existe chez tous les hommes, mais tous ne la possèdent pas au même degré. Cette différence de puissance magnétique entre les divers individus, tient à ce que les uns sont supérieurs aux autres par certaines qualités morales ou physiques. Dans l'ordre moral ces qualités sont : la confiance en ses forces, l'énergie de la volonté, la facilité de soutenir et de concentrer son attention, le sentiment de bienveillance qui nous unit à un être souffrant, la force d'âme, qui fait qu'on reste calme et qu'on conserve son sang-froid au milieu des crises les plus alarmantes ; la patience, qui empêche de se lasser dans une lutte longue

et pénible; le désintéressement, qui porte à s'oublier soi-même pour ne s'occuper que de l'être à qui l'on donne ses soins, et qui éloigne la vanité et même la curiosité. Dans l'ordre physique, ce sont d'abord une bonne santé, ensuite une force particulière, différente de celle-là même qui sert à soulever des fardeaux ou à mettre en mouvement des corps lourds, et dont on ne reconnaît en soi l'existence et le degré d'énergie que par l'essai qu'on en fait.

17. Ainsi il est des hommes qui ont une puissance magnétique fort supérieure à celle des autres. Chez quelques-uns même elle est telle, que dans plusieurs cas ils sont obligés de la modérer.

18. La vertu magnétique se développe par l'exercice, et l'on en fait usage avec plus de facilité et de succès lorsqu'on a acquis l'habitude de s'en servir.

19. Quoique le fluide magnétique s'échappe de tout le corps, et que la volonté suffise pour lui imprimer une direction, les organes par lesquels nous agissons hors de nous sont les instrumens les plus propres pour le lancer dans le sens déterminé par la volonté. C'est par cette raison que nous nous servons de nos mains et de nos yeux pour magnétiser. La parole qui manifeste notre volonté peut souvent exercer une

action lorsque le rapport est bien établi. Les sons même qui partent du magnétiseur étant produits par une force vitale, agissent sur les organes du magnétisé.

20. L'action du magnétisme peut se porter à de très-grandes distances, mais elle n'agit de cette manière que sur un individu avec lequel on est parfaitement en rapport.

21. Tous les hommes ne sont pas sensibles à l'action magnétique, et les mêmes le sont plus ou moins, selon les dispositions momentanées dans lesquelles ils se trouvent. Ordinairement le magnétisme n'exerce aucune action sur les personnes qui jouissent d'une santé parfaite. Le même homme qui était insensible au magnétisme dans l'état de santé, en éprouvera des effets lorsqu'il sera malade. Il est telle maladie dans laquelle l'action du magnétisme ne se fait point apercevoir; telle autre sur laquelle cette action est évidente. On n'en sait pas encore assez pour déterminer la cause de ces anomalies, ni pour prononcer à l'avance si le magnétisme agira ou n'agira pas; on a seulement quelques probabilités à cet égard; mais cela ne saurait motiver une objection contre la réalité du magnétisme, attendu que les trois quarts des malades au moins en ressentent les effets.

22. La nature a établi un rapport ou une

sympathie physique entre quelques individus; c'est par cette raison que plusieurs magnétiseurs agissent beaucoup plus promptement et plus efficacement sur certains malades que sur d'autres, et que le même magnétiseur ne convient pas également à tous les malades. Il y a même des magnétiseurs qui sont plus propres à guérir certaines maladies. Plusieurs personnes se croient insensibles à l'action du magnétisme, parce qu'elles n'ont pas rencontré le magnétiseur qui leur convient.

23. La vertu magnétique existe également et au même degré dans les deux sexes; et les femmes doivent être préférées pour magnétiser les femmes, par plusieurs raisons que nous exposerons.

24. Plusieurs personnes éprouvent beaucoup de fatigue lorsqu'elles magnétisent, d'autres n'en éprouvent point. Cette fatigue ne tient point aux mouvemens que l'on fait, mais à l'émission du principe vital ou fluide magnétique. Celui qui n'est pas doué d'une grande force magnétique, s'épuiserait à la longue s'il magnétisait tous les jours pendant plusieurs heures. En général, toute personne qui jouit d'une bonne santé et qui n'est point affaiblie par l'âge, peut faire le traitement d'un seul malade, et lui donner chaque jour une séance d'une heure. Mais tout le monde n'a pas la force nécessaire pour magnétiser plu-

sieurs personnes ni plusieurs heures de suite. Au reste, plus on est exercé à magnétiser moins on se fatigue, parce qu'on n'emploie que la force nécessaire.

25. Les enfans, depuis l'âge de sept ans, magnétisent très-bien lorsqu'ils ont vu magnétiser; ils agissent par imitation, avec une entière confiance, avec une volonté déterminée, sans nul effort, sans être distraits par le moindre doute ni par la curiosité, et ils enlèvent très-bien et très-vite un mal accidentel. Ils apprennent à magnétiser comme ils apprennent à marcher, et ils sont mus par le désir de soulager celui pour qui ils ont de l'affection; mais il ne faut pas leur permettre de magnétiser, parce que cela nuirait à leur développement et pourrait les épuiser.

26. La confiance, qui est une condition essentielle chez le magnétiseur, n'est point nécessaire chez le magnétisé; on agit également sur ceux qui croient au magnétisme et sur ceux qui n'y croient pas. Il suffit que le magnétisé s'abandonne et qu'il n'oppose aucune résistance. Cependant la confiance contribue à l'efficacité du magnétisme comme à celle de la plupart des remèdes.

27. En général, le magnétisme agit d'une manière plus sensible et plus efficace sur les

personnes qui ont mené une vie simple et frugale, et qui n'ont point été agitées par les passions, que sur celles chez qui l'action de la nature a été troublée soit par les habitudes du grand monde, soit par les remèdes. Le magnétisme ne fait qu'employer, régulariser et diriger les forces de la nature : plus la marche de la nature a été dérangée par des agens étrangers, plus il est difficile au magnétiseur de la rétablir. Aussi le magnétisme guérit-il bien plus promptement et bien mieux les gens de la campagne et les enfans, que les personnes qui ont vécu dans le monde, qui ont fait beaucoup de remèdes, et dont les nerfs sont irrités. Les personnes nerveuses, lorsqu'une fois le magnétisme a pris de l'empire sur elles, présentent des phénomènes plus singuliers, mais beaucoup moins de guérisons, et surtout de guérisons radicales.

28. Le magnétisme ayant pour but de développer ce que les médecins nomment les *forces médicatrices*, c'est-à-dire de seconder les efforts que fait la nature pour se délivrer du mal, de faciliter les crises auxquelles elle est disposée, il est essentiel d'agir constamment pour aider la nature, et de ne jamais la contrarier. D'où il suit qu'on ne doit magnétiser ni par curiosité, ni pour montrer la puissance dont on est doué, ni pour produire des effets surprenans, ni pour

convaincre les incrédules, mais uniquement pour faire du bien, et dans le cas où on le croit utile. Il s'ensuit encore que le magnétiseur ne doit employer sa force que graduellement et peu à peu. Il doit être exempt de vanité, de curiosité, d'intérêt ; un seul sentiment doit l'animer, le désir de faire du bien à celui dont il s'occupe, et dont il doit s'occuper uniquement tout le temps qu'il le magnétise. Il ne doit rechercher aucun effet extraordinaire, mais savoir profiter des crises que la nature, soutenue par le magnétisme, produit d'elle-même pour la guérison.

29. Quoique le choix de tel ou tel procédé ne soit pas essentiel pour diriger l'action du magnétisme, il est utile de s'être fait une méthode que l'on suit par habitude et sans y penser, afin de n'être jamais embarrassé, et de ne pas perdre de temps à chercher quels mouvemens il est plus à propos de faire.

30. Lorsqu'on a acquis l'habitude de concentrer son attention, et de se séparer de tout ce qui est étranger à l'objet dont on s'occupe, on éprouve en soi-même une impulsion instinctive qui détermine à porter l'action sur tel ou tel organe, à la modifier de telle ou telle manière. Il faut obéir à cette impulsion sans en rechercher la cause. Lorsque le malade qu'on

magnétise s'abandonne entièrement à l'action qu'on exerce, sans être distrait par d'autres idées, il arrive souvent qu'un instinct semblable le met à même d'indiquer les procédés qui lui conviennent le mieux; le magnétiseur doit alors se laisser diriger par lui.

31. Le magnétisme excite souvent des douleurs dans la partie du corps où se trouve le siége du mal; il renouvelle des douleurs anciennes et assoupies; ces douleurs sont produites par l'effort que fait la nature pour triompher de la maladie. Il ne faut point s'en inquiéter, elles ne sont que passagères, et le malade se trouve toujours mieux après les avoir éprouvées; c'est ce qui distingue ces douleurs, qu'on nomme critiques, de celles qui sont produites par le progrès du mal.

32. Lorsqu'une crise quelconque a lieu, il est très-dangereux de l'interrompre ou de la troubler. Nous expliquerons ce qu'on entend par crises, et nous en ferons connaître la diversité.

33. Avant d'entreprendre un traitement magnétique, le magnétiseur doit s'examiner lui-même; il doit se demander s'il peut le continuer, et si le malade ou ceux qui ont de l'influence sur lui n'y mettront aucun obstacle; il ne doit pas s'en charger s'il éprouve quelque répugnance, ou s'il craint de prendre la mala-

die. Pour agir efficacement, il faut qu'il se sente attiré vers la personne qui réclame ses soins, qu'il prenne intérêt à elle, qu'il ait le désir et l'espoir de la guérir ou du moins de la soulager. Une fois qu'il s'est décidé, ce qu'il n'aura jamais fait légèrement, il doit considérer celui qu'il magnétise comme son frère, comme son ami; il doit lui être tellement dévoué, qu'il ne s'aperçoive pas des sacrifices qu'il s'impose. Aucune autre considération, aucun autre motif que le désir de faire du bien ne doit le déterminer à entreprendre un traitement.

34. La faculté de magnétiser, ou celle de faire du bien à ses semblables par l'influence de sa volonté, par la communication du principe qui entretient en nous la santé et la vie, étant la plus belle et la plus précieuse que Dieu ait donnée à l'homme, il doit regarder l'exercice du magnétisme comme un acte religieux qui exige le plus grand recueillement et la plus grande pureté d'intention. Il suit de là que c'est une sorte de profanation de magnétiser par amusement, par curiosité, par le désir de montrer des effets singuliers. Ceux qui demandent des expériences pour voir un spectacle, ne savent pas ce qu'ils demandent; mais le magnétiseur doit le savoir, se respecter lui-même, et conserver sa dignité.

CHAPITRE II.

Des Procédés.

Les principes que nous avons donnés dans le chapitre précédent sont essentiels, invariables, et, dans tous les cas, c'est de leur application que dépendent la puissance et l'efficacité du magnétisme. Les procédés dont nous allons parler ne sont point également employés par tous les magnétiseurs. Plusieurs d'entre eux en ont qui leur sont particuliers, et quelque méthode qu'ils suivent, les résultats sont à peu près les mêmes. D'ailleurs, les procédés doivent être diversifiés selon les circonstances : on est souvent déterminé dans le choix, non seulement par le genre de maladie, mais par la commodité, par les convenances, et même par le soin d'éviter ce qui pourrait sembler extraordinaire. Ce que je vais dire est donc inutile aux personnes qui ont acquis l'habitude de magnétiser. Qu'elles continuent de suivre la méthode qui leur a constamment réussi à soulager ou guérir des malades (1). J'écris pour ceux qui, ne sachant encore rien, seraient embarrassés pour exercer une faculté dont l'existence n'est pas un doute pour eux, et je vais leur enseigner la manière de magnétiser que j'ai adoptée d'après les instructions que j'ai reçues, et d'après les observations que j'ai recueillies ou que j'ai faites moi-même pendant trente-cinq ans.

Lorsqu'un malade désire que vous essayiez de le guérir par le magnétisme, et que sa famille et son médecin n'y mettent aucune opposition; lorsque vous sentez le désir de seconder ses vœux, et que vous êtes bien résolu de continuer le traitement autant qu'il sera nécessaire, fixez avec lui l'heure des séances; faites-lui promettre d'être exact, de ne pas se borner à un essai de quelques jours, de se conformer à vos conseils pour son régime, de ne parler du parti qu'il a pris qu'aux personnes qui doivent naturellement en être informées.

(1) J'ajoute les mots *à soulager ou guérir*, parce que toute méthode qui a pour but de produire des effets surprenans et de montrer la puissance du magnétiseur, est essentiellement vicieuse.

Une fois que vous serez ainsi d'accord, et bien convenus de traiter gravement la chose, éloignez du malade toutes les personnes qui pourraient vous gêner; ne gardez auprès de vous que les témoins nécessaires (un seul s'il se peut), et demandez-leur de ne s'occuper nullement des procédés que vous employez et des effets qui en sont la suite, mais de s'unir d'intention avec vous pour faire du bien au malade : arrangez-vous de manière à n'avoir ni trop chaud ni trop froid, à ce que rien ne gêne la liberté de vos mouvemens, et prenez des précautions pour n'être pas interrompu pendant la séance.

Faites ensuite asseoir votre malade le plus commodément possible, et placez-vous vis-à-vis de lui, sur un siége un peu plus élevé, et de manière que ses genoux soient entre les vôtres et que vos pieds soient à côté des siens. Demandez-lui d'abord de s'abandonner, de ne penser à rien, de ne pas se distraire pour examiner les effets qu'il éprouvera, d'écarter toute crainte, de se livrer à l'espérance, et de ne pas s'inquiéter ou se décourager si l'action du magnétisme produit chez lui des douleurs momentanées.

Après vous être recueilli, prenez ses pouces entre vos deux doigts, de manière que l'intérieur de vos pouces touche l'intérieur des siens, et fixez vos yeux sur lui. Vous resterez de deux à cinq minutes dans cette situation, ou jusqu'à ce que vous sentiez qu'il s'est établi une chaleur égale entre ses pouces et les vôtres : cela fait, vous retirerez vos mains, en les écartant à droite et à gauche et les tournant de manière que la surface intérieure soit en dehors, et vous les éleverez jusqu'à la hauteur de la tête : alors vous les poserez sur les deux épaules, vous les y laisserez environ une minute, et vous les ramènerez le long des bras jusqu'à l'extrémité des doigts, en touchant légèrement. Vous recommencerez cette passe (1) cinq ou six fois, toujours en détournant vos mains et les éloignant un peu du corps pour remonter : vous placerez ensuite vos mains au dessus de la tête, vous les y tiendrez un moment, et vous les descendrez en passant devant le visage à la distance d'un ou deux pouces jusqu'au creux de l'estomac : là, vous vous arrêterez encore environ deux minutes, en passant les pouces sur le creux de l'estomac et les autres doigts au-dessous des côtes. Puis vous descendrez lentement

(1) J'emploie ici le mot *passe*, qui est connu de tous les magnétiseurs ; il s'entend de tous les mouvemens qu'on fait avec les mains en passant sur le corps, soit en touchant légèrement, soit à distance.

le long du corps jusqu'aux genoux, ou mieux, et si vous le pouvez sans vous déranger, jusqu'au bout des pieds. Vous répéterez les mêmes procédés pendant la plus grande partie de la séance. Vous vous rapprocherez aussi quelquefois du malade de manière à poser vos mains derrière ses épaules pour descendre lentement le long de l'épine du dos, et de là sur les hanches et le long des cuisses jusqu'aux genoux ou jusqu'aux pieds. Après les premières passes, vous pouvez vous dispenser de poser les mains sur la tête, et faire les passes suivantes sur les bras en commençant aux épaules, et sur le corps en commençant à l'estomac.

Lorsque vous voudrez terminer la séance, vous aurez soin d'attirer vers l'extrémité des mains et vers l'extrémité des pieds, en prolongeant vos passes au-delà de ces extrémités, et secouant vos doigts à chaque fois. Enfin, vous ferez devant le visage et même devant la poitrine quelques passes en travers, à la distance de trois ou quatre pouces. Ces passes se font en présentant les deux mains rapprochées et en les écartant brusquement l'une de l'autre, comme pour enlever la surabondance de fluide dont le malade pourrait être chargé. Vous voyez qu'il est essentiel de magnétiser toujours en descendant de la tête aux extrémités, et jamais en remontant des extrémités à la tête. C'est pour cela qu'on détourne les mains, quand on les ramène des pieds à la tête. Les passes qu'on fait en descendant sont magnétiques, c'est-à-dire qu'elles sont accompagnées de l'intention de magnétiser. Les mouvemens qu'on fait en remontant ne le sont pas. Plusieurs magnétiseurs secouent légèrement leurs doigts après chaque passe. Ce procédé, qui n'est jamais nuisible, est avantageux dans certains cas, et par cette raison, il est bon d'en prendre l'habitude.

Quoique vers la fin de la séance on ait eu soin d'étendre le fluide sur toute la surface du corps, il est à propos de faire en finissant quelques passes sur les jambes, depuis les genoux jusqu'au bout des pieds. Ces passes dégagent la tête. Pour les faire plus commodément, on se place à genoux vis-à-vis de la personne qu'on magnétise.

Je crois devoir distinguer les passes qu'on fait sans toucher, de celles qu'on fait en touchant, non seulement avec le bout des doigts, mais avec toute l'étendue de la main, et en employant une légère pression. Je donne à ces dernières le nom de *frictions magnétiques*; on en fait souvent usage pour mieux agir sur les bras, sur les jambes, et, derrière le dos, tout le long de la colonne vertébrale.

Cette manière de magnétiser par des passes longitudinales, en dirigeant le fluide de la tête aux extrémités, sans se fixer sur aucune partie de préférence aux autres, se nomme *magnétiser à grands courans.* Elle convient plus ou moins dans tous les cas, et il faut l'employer dans les premières séances, lorsqu'on n'a pas de raison d'en choisir une autre. Le fluide est ainsi distribué dans tous les organes, et il s'accumule de lui même dans ceux qui en ont besoin. Aux passes faites à une petite distance, on en joint, avant de finir, quelques-unes à la distance de deux à trois pieds. Elles produisent ordinairement du calme, de la fraîcheur et un bien-être sensible.

Il est enfin un procédé par lequel il est très-avantageux de terminer la séance. Il consiste à se placer à côté du malade, qui se tient debout, et à faire à un pied de distance avec les deux mains, dont l'une est devant le corps et l'autre derrière le dos, sept ou huit passes en commençant au-dessus de la tête, et descendant jusqu'au plancher, le long duquel on écarte les mains. Ce procédé dégage la tête, rétablit l'équilibre et donne des forces.

Lorsque le magnétiseur agit sur le magnétisé, on dit qu'*ils sont en rapport.* C'est-à-dire qu'on entend par le mot *rapport*, une disposition particulière et acquise, qui fait que le magnétiseur exerce une influence sur le magnétisé, qu'il y a entre eux une communication du principe vital.

Ce rapport s'établit quelquefois très-vite, quelquefois après un temps plus ou moins long. Cela dépend des dispositions morales et physiques des deux individus. Il est rare qu'il ne soit pas établi dans la première séance. Les magnétiseurs exercés sentent ordinairement en eux-mêmes lorsque ce moment est arrivé.

Une fois que le rapport est bien établi, l'action se renouvelle dans les séances suivantes, à l'instant où l'on commence à magnétiser. Alors, si l'on veut agir sur la poitrine, l'estomac ou l'abdomen, il est inutile de toucher, à moins qu'on ne trouve cela plus commode. Ordinairement le magnétisme agit aussi bien et même mieux dans l'intérieur du corps, à la distance d'un ou deux pouces, que par attouchement. On se contente, en commençant la séance, de prendre un moment les pouces. Quelquefois il est nécessaire de magnétiser à la distance de plusieurs pieds. Le magnétisme à distance est plus calmant, et quelques personnes nerveuses n'en peuvent supporter d'autre.

Pour faire les passes, il ne faut jamais employer aucune force musculaire autre que celle qui est indispensable pour soutenir la main et l'empêcher de tomber. On doit mettre de l'aisance dans ses mouvemens, et ne pas les faire trop rapides. Une passe de la tête aux pieds peut durer environ une demi-minute. Les doigts de la main doivent être un peu écartés les uns des autres, et légèrement courbés, de manière que le bout des doigts soit dirigé vers celui qu'on magnétise.

C'est par l'extrémité des doigts, et surtout par les pouces que le fluide s'échappe avec le plus d'activité. C'est pour cela qu'on prend d'abord les pouces du malade, et qu'on les tient dans les momens de repos. Ce procédé suffit ordinairement pour établir le rapport. Il est un autre procédé que vous emploierez avec succès pour fortifier ce rapport. Il consiste à opposer vos dix doigts à ceux du malade, de manière que l'intérieur de vos mains soit rapproché de l'intérieur des siennes, et que la partie charnue de vos doigts touche la partie charnue des siens, les ongles étant en dehors. Il paraît qu'il sort beaucoup moins de fluide de la surface extérieure des mains que de la surface intérieure, et c'est une des raisons pour lesquelles on détourne les mains en remontant, sans les écarter beaucoup du corps.

Les procédés que je viens d'indiquer sont les

plus réguliers et les plus avantageux pour le magnétisme à grands courans; mais il s'en faut de beaucoup qu'il soit toujours à propos ni même toujours possible de les employer. Ainsi, lorsqu'un homme magnétise une femme, fût-ce même sa sœur, il serait contre les convenances qu'il se plaçât vis-à-vis d'elle de la manière que j'ai décrite : ainsi, lorsqu'un malade est obligé de garder le lit, on ne peut le faire asseoir pour s'asseoir vis-à-vis de lui.

Dans le premier cas, on se place à côté de la personne qu'on veut magnétiser. On prend d'abord les pouces, et, pour mieux établir le rapport, on pose une main sur l'estomac et l'autre derrière le dos, et l'on descend ensuite les deux mains en opposition, l'une sur les reins, l'autre sur le devant du corps et à distance; une des mains descend jusqu'aux pieds. On peut magnétiser les deux bras l'un après l'autre, et d'une seule main.

Dans le cas où le malade ne peut se lever, on se place auprès de son lit de la manière la plus commode, on lui prend les pouces, on lui fait quelques passes sur les bras; on en fait aussi quelques-unes derrière le dos, s'il peut se tenir sur son séant; ensuite pour ne pas se fatiguer, on se sert d'une seule main qu'on pose sur l'estomac, et avec laquelle on fait des passes longitudinales, d'abord en touchant légèrement à travers les couvertures, puis à distance. On peut tenir une main fixée sur les genoux ou sur les pieds, tandis que l'autre est en mouvement. On termine par des passes le long des jambes, et par des passes transversales devant la tête, la poitrine et l'estomac, pour écarter le fluide surabondant. Lorsque le rapport est établi, on magnétise très-bien en se plaçant au pied du lit du malade, et vis-à-vis de lui; on dirige alors de loin les deux mains de la tête aux pieds, et on les écarte après chaque passe, pour ne pas ramener le fluide sur soi. J'ai produit le somnambulisme par ce procédé, sans avoir touché pour établir le rapport.

Voilà ce que j'ai à dire sur le magnétisme à grands courans, par lequel il est toujours à propos de commencer, et auquel on peut s'en tenir jusqu'à ce qu'on ait un motif d'employer d'autres procédés.

Voyons maintenant les circonstances qui indiquent des procédés particuliers.

Lorsque quelqu'un a une douleur locale, il est naturel, après avoir établi le rapport, de porter l'action du magnétisme sur la partie souffrante. Ce n'est point en passant les mains sur les bras qu'on essaiera de guérir une sciatique; ce n'est point en posant la main sur l'estomac qu'on dissipera une douleur au genou. Voici quelques principes qui pourront nous guider.

Le fluide magnétique, lorsqu'on lui imprime un mouvement, entraîne avec lui le sang, les humeurs et la cause du mal. Par exemple, si quelqu'un a mal à la tête, parce que le sang s'y porte, s'il a la tête brûlante et les pieds très-froids, en faisant des passes de la tête aux pieds, et quelques passes de plus sur les jambes, la tête se dégage et les pieds s'échauffent. Si quelqu'un a une douleur à l'épaule, et qu'on fasse des passes à l'épaule au bout des doigts, la douleur descend en suivant la main; elle s'arrête quelquefois au coude et au poignet; elle s'échappe par les mains, où se manifeste une légère transpiration. Un mal d'estomac se fait souvent sentir dans le bas-ventre avant de se dissiper entièrement. Le magnétisme semble chasser et emporter avec lui ce qui trouble l'équilibre, et son action ne cesse que lorsque l'équilibre est rétabli. Il est inutile de chercher la raison de ces faits, il suffit que l'expérience les ait constatés pour que nous nous conduisions en conséquence, lorsque nous n'avons pas une raison de nous conduire autrement.

D'après cela on peut établir, sauf les exceptions, la règle suivante :

Accumulez et concentrez le magnétisme sur la partie souffrante, ensuite entraînez vers les extrémités.

Par exemple, voulez-vous guérir une douleur à l'épaule, tenez la main sur l'épaule pendant quelques minutes, descendez ensuite, et après avoir quitté le bout des doigts, recommencez patiemment à employer le même procédé. Voulez-vous guérir un mal d'estomac, posez quelques minutes les mains sur l'estomac et descendez jusqu'aux genoux. Vous accumulerez le fluide en tenant vos mains immobiles; en descendant vous entraînerez à la fois le fluide et le mal.

Votre malade a-t-il une obstruction, posez la main sur l'obstruction; laissez-la quelque temps, soit immobile, soit en faisant un mouvement circulaire, et entraînez vers les extrémités. Si l'obstruction n'occupe pas une grande étendue, vous lui présenterez vos doigts rapprochés sans être réunis, parce que c'est principalement par les pointes que le fluide s'échappe. Vous tournerez vos doigts pour diviser, vous dirigerez ensuite vers le bas. Vous devez regarder comme certain que les mouvemens que vous faites à l'extérieur s'opèrent sympathiquement dans l'intérieur du corps du malade, partout où vous l'avez pénétré de fluide.

Quelqu'un s'est-il donné un coup derrière la tête, et s'est-il fait une contusion, prenez la tête dans vos deux mains en opposition, en portant l'action de votre volonté sur le siége du mal. Descendez ensuite la main le long des reins si la contusion est derrière la tête, ou devant le corps jusqu'aux genoux si elle est sur le front, ou le long des bras si elle est sur le côté. Vous empêcherez ainsi que le sang ne se porte à la tête, vous éviterez le danger de l'inflammation, et vous rendrez probablement la saignée inutile. Voulez-vous guérir une brûlure, des angelures, un panari, suivez les mêmes principes. Les exemples que je viens de citer peuvent s'appliquer à la plupart des cas. Je pense qu'en général le contact est utile pour concentrer l'action, et que les passes à une petite distance sont préférables pour établir des courans et pour entraîner. Les frictions magnétiques s'emploient avec avantage pour les douleurs des membres.

Dans les migraines, lorsque la douleur est très-forte, et qu'il y a chaleur, après avoir posé quelque temps vos mains sur la tête, retirez-les comme si vous croyiez que le fluide que vous avez introduit soit uni à celui du malade, que ce fluide mêlé tient à vos mains, et qu'en écartant vos mains et secouant vos doigts vous pouvez le retirer; c'est en effet ce que vous verrez se vérifier. Si la migraine a sa cause dans l'estomac, ce procédé ne réussira pas seul, il faudra agir sur l'estomac. Si le sang se porte à la tête, il faudra, comme je l'ai dit, attirer en bas, et réitérer les passes sur les jambes et sur les pieds.

J'ai dit que les doigts rapprochés et présentés par la pointe agissaient plus vivement et concentraient mieux le fluide que la main étendue. Il est un autre procédé dont l'action est bien plus forte, et qu'on emploie avec succès pour les douleurs locales et pour les obstructions.

On pose un linge à plusieurs doubles, ou une étoffe de laine ou de coton, sur la partie souffrante, on applique sa bouche dessus, et l'on fait passer l'haleine au travers; cela excite une chaleur vive, et l'haleine, qui est chargée de fluide magnétique, l'introduit très-bien; aussi remarque-t-on que la chaleur n'est point seulement à la surface, comme serait celle d'un fer chaud, mais qu'elle pénétre intérieurement. Après avoir employé ce procédé, on fait des passes pour entraîner et dissiper le mal.

Le souffle à froid et à distance a une action rafraîchissante; il aide à dissiper une chaleur que l'on soutire en présentant les doigts et les retirant ensuite avec le soin de les écarter.

On rafraîchit aussi la tête en posant dessus la paume des mains, et tenant les doigts élevés et écartés; le fluide s'échappe par le bout des doigts.

Souvent il n'est pas possible d'entraîner une douleur loin de la partie où elle est fixée, on réussit seulement à l'en éloigner progressivement et peu à peu. Un mal qui est sur le sommet de la tête s'affaiblira d'abord au centre, en s'écartant à droite et à gauche; à chaque passe on le déplacera et on en enlevera une partie; et il faudra plus ou moins de temps pour le dissiper entièrement.

Je n'exposerai point ici les détails donnés par M. Kluge, professeur à l'École de médecine de Berlin (1), sur la manipulation palmaire, digitale, dorsale et pugnale. Ce que j'ai dit suffit pour indiquer les procédés qu'on peut employer lorsqu'on n'a produit encore aucun effet sensible; j'ajouterai seulement que l'action est plus vive et plus pénétrante par la manipulation digitale, c'est-à-dire lorsqu'on présente l'extrémité des doigts, que lorsqu'on

(1) Dans l'ouvrage allemand intitulé : *du Magnétisme animal comme moyen curatif.* Vienne, 1815.

présente la main ouverte avec les doigts redressés, de manière que le fluide parte de toute sa surface intérieure. La manipulation palmaire, ou avec la main ouverte et à distance, est un procédé généralement employé pour calmer ; il suffit souvent pour apaiser les plus vives douleurs. Les doigts réunis en pointe concentrent l'action sur la partie vers laquelle on les dirige.

Je vais maintenant résumer en peu de mots ce que j'ai dit sur le magnétisme à grands courans, en indiquant les procédés qui conviennent le mieux : 1° au commencement ; 2° au milieu ; 3° à la fin de la séance.

1° Etablir le rapport en prenant les pouces, en posant les mains sur les épaules, en faisant, avec une légère pression, des passes le long du bras, et en posant les mains sur l'estomac ; 2° diriger des courans de la tête aux pieds, ou du moins aux genoux : l'attouchement est inutile ; 3° faire des passes ou même des frictions magnétiques le long des jambes jusqu'à l'extrémité des pieds, calmer par quelques passes à distance avec la main ouverte, et soutirer enfin le fluide surabondant par quelques passes en travers.

Les premières séances du magnétisme doivent être d'environ une heure, lorsqu'on n'a aucune raison de les prolonger ou de les abréger; je dis les premières, parce qu'une partie du temps est employée à établir le rapport; tandis que le rapport ayant été une fois bien établi, l'action du magnétisme se manifeste au premier moment; alors une séance de demi-heure à trois-quarts d'heure suffit, à moins qu'il ne faille soutenir un travail commencé.

Il faut autant que possible ordonner le traitement de la manière la plus uniforme et la plus régulière; de là, retour périodique des séances, égalité de leur durée, calme constant du magnétiseur, éloignement de toute influence étrangère, exclusion absolue de tout curieux, et même de tout autre témoin que celui qu'on a d'abord choisi, degré semblable de force magnétique, et continuation du mode de procéder qu'on a d'abord adopté. Cependant lorsque le magnétisé éprouve des sensations, elles déterminent souvent à varier ou à modifier les procédés : c'est donc ici le lieu de parler de ses effets, et des indications qu'ils donnent pour la manière d'agir (1).

(1) Plusieurs magnétiseurs éprouvent des sensations qui doivent nécessairement les diriger dans le choix des procédés; mais comme cette faculté précieuse n'est pas commune à tous, ce sera dans un autre chapitre que je

Avant d'entrer dans ces détails, je crois essentiel de combattre une opinion qui me paraît entièrement erronée, quoiqu'elle ait été soutenue par des hommes très-versés dans la connaissance du magnétisme. C'est que les procédés sont indifférens par eux-mêmes, qu'ils ne servent qu'à fixer l'attention, et que la volonté seule fait tout. On a été conduit à cette idée par la vue d'un phénomène qu'ont présenté quelques somnambules, et par l'application d'un cas particulier à la théorie générale.

Il y a des somnambules parfaitement concentrés, et dont les facultés intérieures sont tellement énergiques qu'ils agissent sur eux-mêmes par leur propre force, et conformément à la volonté qui leur est communiquée par leur magnétiseur. Celui ci fait cesser un mal de tête, une douleur au côté, uniquement parce qu'il l'ordonne. Il est aussi des hommes doués d'une telle puissance magnétique, qu'ils peuvent agir sur des malades très-sensibles, et parfaitement en rapport avec eux, en dirigeant l'action sur telle ou telle partie, par la pensée et par le regard; mais ces phénomènes sont infiniment rares, et l'on ne peut en rien conclure pour la pratique ordinaire.

parlerai des moyens de la développer en soi, et des avantages qu'elle procure.

Les procédés ne sont rien s'ils ne sont unis à une intention déterminée : on peut même dire qu'ils ne sont point la cause de l'action magnétique ; mais il est incontestable qu'ils sont nécessaires pour la concentrer et la diriger, et qu'ils doivent être variés selon le but qu'on se propose.

Les somnambules indiquent pour eux-mêmes des procédés tout différens, selon le siége du mal ; et lorsqu'ils conseillent à un malade de faire usage du magnétisme, ils ont grand soin de lui prescrire les procédés qu'il doit employer. Il est certain que c'est par des procédés convenables et non par la seule volonté qu'on déplace une douleur, qu'on la fait descendre, qu'on accélère la circulation du sang, qu'on dissipe un engorgement, qu'on rétablit l'équilibre. Il est des cas où l'on fait beaucoup de bien en posant les mains sur les genoux, tandis qu'on ferait beaucoup de mal en les tenant long-temps sur l'estomac. On produit de l'étourdissement, de la pesanteur, du malaise en chargeant trop la tête. Il est souvent essentiel d'étendre le magnétisme à la fin de la séance, et de soutirer le fluide par les extrémités, pour en débarrasser celui qui en est trop chargé.

Lorsque j'ai dit qu'une méthode différente

de la mienne réussirait également, j'ai voulu dire que chacun modifiait les procédés d'après ses idées et ses habitudes, mais non qu'on pouvait s'en passer, ou les employer d'une manière opposée aux règles générales. Ainsi les divers magnétiseurs agissent également bien par des passes plus lentes ou plus rapides, par le contact ou à distance, en tenant les mains à la même place ou en établissant des courans. Mais il est absurde de croire qu'on guérira des engelures aux pieds en mettant les mains sur la poitrine.

Il y a des procédés généraux qu'on emploie en commençant; il en est d'autres qui sont indiqués par les circonstances, ou par les effets qu'on a d'abord produits. Nous allons en parler dans le chapitre suivant.

CHAPITRE III.

Des effets par lesquels l'action du magnétisme se manifeste, et des modifications que l'observation de ces effets indique dans les procédés.

Il est des malades sur lesquels le magnétisme n'agit point, soit que cela tienne à une constitution particulière, ou au genre de maladie, ou au défaut d'analogie avec le magnétiseur; mais cela est assez rare. Il l'est moins que le rapport ne puisse s'établir qu'après plusieurs séances; d'où il suit qu'on ne peut présumer que le magnétisme n'agit point qu'après en avoir essayé pendant une quinzaine de jours.

Pour que cette présomption soit fondée, même après ce laps de temps, il ne suffit pas que le malade n'ait rien éprouvé lorsqu'on le magnétisait; il faut qu'il ne se soit opéré aucun changement dans son état, qu'il ne se trouve pas mieux, ou que la maladie se soit aggravée en suivant la marche ordinaire. Il arrive assez fréquemment que le magnétisme rétablit peu à peu l'harmonie sans produire aucune sensation, et qu'on ne s'aperçoit de son influence que par l'amélioration de la santé. On doit alors continuer avec zèle, en suivant les procédés que j'ai indiqués, sans s'inquiéter de la manière dont le magnétisme agit, sans rechercher aucun effet apparent. En faisant des efforts d'attention et de volonté, en essayant des procédés que l'on croit plus actifs, on se fatiguerait inutilement, et l'on troublerait peut-être la marche graduelle et paisible de la nature.

Ce qui peut arriver de plus heureux à celui qui essaie pour la première fois de magnétiser, c'est de rencontrer un sujet qui ne soit point insensible à l'action du magnétisme, et qui n'en éprouve cependant que des effets légers et graduels. Si le premier malade dont on entreprend la cure est absolument insensible à l'action, on s'imagine qu'on s'y prend mal; ou bien on doute de sa puissance, et à mesure qu'on en doute elle s'affaiblit. Si l'on voit d'abord des phénomènes merveilleux, on se livre à la curiosité, à l'enthousiasme, et l'attention est détournée de l'objet essentiel, qui est la guérison. Pour bien magnétiser, il faut s'attendre à tout, ne s'étonner de rien, et ne s'occuper des effets que l'on produit que pour mieux diriger l'action du magnétisme.

L'instruction que je donne ici a principalement pour but de prévenir les idées fausses et les opinions exagérées auxquelles on peut être exposé faute d'expérience. Ceux qui auront adopté mes principes ne perdront point la confiance en leurs forces, parce qu'ils n'ont pas d'abord réussi ; ils ne se jeteront point dans l'exagération, parce qu'ils ont vu des choses surprenantes ; ils sauront modifier, selon les circonstances, et l'influence de leur volonté, et les procédés qu'ils ont employés en commençant.

Il est des malades sur lesquels l'influence du magnétisme se montre en deux ou trois minutes, d'autres qui ne la sentent qu'après un temps plus ou moins long ; il en est chez lesquels les effets vont toujours en augmentant, d'autres qui éprouvent dès la première fois tout ce qu'ils éprouveront dans le cours d'un long traitement ; on en rencontre même qui, après en avoir obtenu dès le premier jour les résultats les plus remarquables et les plus salutaires, finissent par s'y accoutumer et par n'en plus recevoir ni le moindre soulagement ni la moindre impression.

Les effets par lesquels le magnétisme manifeste son action sont extrêmement variés; tantôt un seul de ces effets a lieu, tantôt plusieurs se montrent ensemble ou successivement chez le même malade. Il est assez ordinaire que ces effets, une fois qu'on les a produits, se renouvellent promptement à chaque séance; ils changent quelquefois à mesure qu'il s'opère un changement dans la maladie.

Je vais décrire ceux de ces effets qui se présentent le plus communément.

Le magnétisé sent une chaleur qui s'échappe du bout de vos doigts lorsque vous les passez à une petite distance devant le visage, quoique vos mains lui paraissent froides si vous le touchez; il la sent ensuite au travers des habits dans telle ou telle partie du corps ou sur toutes les parties devant lesquelles passent vos mains. Il lui semble souvent que de l'eau tiède coule sur lui, et cette sensation précède votre main. Les jambes s'engourdissent, surtout si vous ne conduisez pas vos mains jusqu'aux pieds; et cet engourdissement cesse, lorsqu'en finissant vous faites des passes le long des jambes jusqu'aux orteils et au-delà. Quelquefois, au lieu de communiquer de la chaleur, vous communiquez du froid; quelquefois même vous produisez de la chaleur sur une partie du corps, et du froid sur une autre. Souvent il s'établit une chaleur générale et une transpiration plus ou moins considérable. Des douleurs se manifestent dans les parties où est le siége du mal. Ces douleurs changent de place et descendent.

Le magnétisé sent le besoin de fermer les yeux; ses yeux se collent de manière qu'il ne peut les ouvrir; il éprouve du calme, du bien-être; il s'assoupit, il s'endort; il se réveille lorsqu'on lui parle, ou bien il se réveille de lui-même au bout d'un certain temps, et il se trouve mieux. Quelquefois enfin le magnétisé entre en somnambulisme, état dans lequel il entend son magnétiseur et lui répond sans se réveiller.

Comme l'état de somnambulisme doit entièrement changer la manière de magnétiser, et qu'on ne l'obtient que chez le plus petit nombre des malades, nous en parlerons dans un chapitre à part. Maintenant nous nous bornons à décrire ce qui se passe lorsqu'il n'y a pas de somnambulisme, et à indiquer la conduite qu'il faut tenir dans les diverses circonstances.

J'ai dit dans le chapitre précédent qu'un des effets les plus ordinaires du magnétisme est de déplacer le mal et de le faire descendre dans le sens des courans qu'on établit. Si la douleur ainsi déplacée n'arrive pas d'abord aux extrémités, on réussit à l'y amener dans les séances suivantes. Mais il est des cas où cet effet exige qu'on n'interrompe pas l'action.

Si par exemple la goutte s'était portée à la tête, et qu'en descendant elle s'arrête à la poitrine ou à l'estomac, il est essentiel de continuer jusqu'à ce qu'on l'ait ramenée aux pieds.

Le déplacement du mal est toujours une preuve de l'efficacité du magnétisme ; mais ce déplacement produit quelquefois des douleurs assez vives : au lieu de s'en inquiéter, il faut magnétiser les jours suivans, et jusqu'à ce qu'elles soient entièrement dissipées (1).

L'action du magnétisme est quelquefois accompagnée de mouvemens nerveux, et très-souvent de bâillemens ; quelquefois le magnétisé sent des maux de cœur, des envies de vomir qui sont même suivies de vomissemens ; d'autres fois il éprouve des colliques ou un besoin d'uriner qui produisent des évacuations. Ce sont des crises dont le magnétiseur ne doit pas s'in-

(1) J'ai vu une dame qui avait un catarrhe avec une toux très-forte. Dès la première séance du magnétisme le catarrhe fut guéri ; mais il lui survint dans les jambes de violentes douleurs qui durèrent trois jours, parce qu'elle n'eut pas de nouveau recours au magnétisme.

quiéter; il doit savoir calmer celles qui sont nerveuses, et seconder dans les autres la tendance de la nature.

Tantôt le magnétisé désire que la séance se prolonge, tantôt qu'elle soit suspendue, parce qu'il éprouve une sorte d'irritation; il faut à cet égard se prêter à ce qu'il désire, autant que cela se peut.

Je répète ici que les effets que je viens de décrire se montrent isolément, dans diverses circonstances, chez divers individus, à différentes époques, et qu'il est rare qu'ils soient réunis.

Voyons maintenant quelles modifications l'observation de ces divers effets doit apporter dans les procédés.

Si le malade sent seulement une chaleur ou une fraîcheur s'échapper de vos doigts, contentez-vous de magnétiser à grands courans; si l'action du magnétisme excite une douleur dans tel ou tel organe, concentrez l'action sur cet organe, pour entraîner ensuite.

S'il se manifeste de la chaleur ou de la pesanteur à la tête, attirez sur les genoux.

Si le magnétisme produit de l'étouffement, ou de l'irritation à la poitrine, faites les passes en commençant au-dessous de la poitrine, et continuant jusqu'aux genoux.

Si des coliques se font sentir, et qu'elles indiquent, comme cela a souvent lieu chez les femmes, que la circulation devrait être accélérée, évitez d'arrêter les mains sur la poitrine et même sur l'estomac; portez l'action sur les flancs et au-dessous, faites des passes le long des cuisses, et fixez quelque temps les mains sur les genoux.

Si le malade a des douleurs derrière le dos, faites des passes le long de la colonne vertébrale.

Si vous voyez quelques mouvemens nerveux, calmez-les par votre volonté, en prenant d'abord les pouces ou les poignets, et faisant ensuite des passes à la distance de quelques pouces, ou même de quelques pieds, avec la main ouverte.

Si le magnétisme paraît agir trop fortement, modérez l'action, et rendez-la plus calmante en faisant vos passes de loin.

Si le malade s'endort, laissez-le dormir tranquillement en continuant de magnétiser. Quand vous voudrez vous reposer, prenez les pouces du malade, ou placez vos mains sur ses genoux.

Si la séance se prolonge trop et que vous soyez obligé de quitter, vous éveillerez doucement le malade, en lui disant de se réveiller, et faisant des passes en travers sur ses yeux.

Si les yeux sont collés, sans qu'il y ait eu de sommeil, ou après le sommeil, vous les ouvrirez par quelques passes en travers, mais seulement en terminant la séance.

Si, après avoir été réveillé, le malade sent de nouveau l'envie de dormir, vous le laisserez dormir seul, en prenant des précautions pour qu'on évite de le troubler.

Je dois avertir ici que le sommeil magnétique est par lui-même essentiellement réparateur. Pendant ce sommeil la nature travaille d'elle-même à la guérison; et il suffit souvent pour rétablir l'équilibre, et pour guérir des maladies nerveuses.

Quand vous aurez terminé la séance, vous fixerez avec le malade l'heure à laquelle la séance suivante doit avoir lieu, et vous tâcherez d'être exact. Il est avantageux de magnétiser tous les jours à la même heure, et surtout de ne pas changer l'heure qu'on a prise pendant plusieurs jours de suite.

Si le malade dont vous avez entrepris le traitement vous paraît avoir quelque mal qui puisse se communiquer, vous aurez soin d'être toujours actif auprès de lui, de donner toujours pour ne pas recevoir; c'est-à-dire de soutenir votre attention et d'employer votre volonté pour émettre continuellement le fluide hors de vous; et vous éviterez autant que possible le contact immédiat. Après chaque séance, si vous en avez la facilité, vous vous ferez magnétiser pendant quelques minutes à grands courans, pour vous débarrasser du mauvais fluide dont vous pourriez vous être imprégné. Si vous ne le pouvez pas, vous passerez vous-même vos mains sur vos bras pour soutirer et secouer le fluide. Si vous éprouvez un peu de fatigue, le grand air et surtout le soleil répareront vos forces en quelques momens.

Il faut éviter de magnétiser lorsqu'on a beaucoup mangé, et pendant le travail de la digestion : mais il est souvent utile de prendre quelque chose avant la séance, pour avoir plus de force. Celui qui s'est chargé d'un traitement, doit en général vivre avec sobriété, éviter tous les excès, et veiller autant qu'il est possible à ce que rien ne trouble l'exercice de ses facultés physiques et morales.

J'ai établi en principe que, lorsque le magnétisme produit des crises, il est dangereux de les interrompre. Je vais expliquer ce qu'on entend par crises.

Les médecins donnent le nom de crises à tout changement subit qui, survenant dans une maladie, en modifie la marche ou le caractère, et met à même d'en préjuger le résultat.

Ces crises paraissent un effort que fait la nature pour se débarrasser du principe morbifique : elles sont salutaires, lorsqu'elles s'opèrent complètement; elles sont nuisibles, lorsque le malade n'a pas la force de les supporter. Elles se manifestent par divers symptômes, tels qu'un déplacement du siége du mal, un changement remarquable dans le pouls, des évacuations, des excrétions, des éruptions, des dépôts, des douleurs dans certaines parties, des mouvemens nerveux, etc. Dans les maladies aiguës, ces crises s'opèrent ordinairement à des jours déterminés, qu'on a nommés jours critiques.

Mesmer disait qu'il n'y avait point de guérison sans crise. S'il entendait par-là que celui qui est malade ne recouvre la santé que par un changement d'état, cela est si clair qu'il était inutile d'en avertir. S'il a voulu dire que la guérison s'opérait par un changement subit qui se manifeste par des symptômes évidens, cela n'est pas toujours vrai. Car plusieurs maladies se guérissent par une amélioration lente et graduelle, sans qu'on puisse remarquer le moment où elles ont pris un autre caractère. Une fièvre diminue d'un jour à l'autre et cesse entièrement; et cent autres maladies se calment et disparaissent sans qu'on puisse déterminer la cause de la cessation, pas plus que celle de l'invasion. Mais il est vrai que dans la plupart des maladies aiguës, la guérison a lieu par un changement notable qui se fait tout à coup dans l'état du malade.

Les magnétiseurs ont donné le nom de crise aux changemens remarquables que l'action du magnétisme produit sur ceux qui y sont soumis, ou à l'état différent de l'état naturel dans lequel le magnétisme les fait entrer; et comme de tous les changemens d'état qui sont la suite du magnétisme, le somnambulisme est le plus singulier et le plus caractérisé, ils l'ont en général désigné par le nom de crise, et ils ont nommé les somnambules crisiaques.

Cette expression, ainsi restreinte, s'écarte beaucoup du sens que lui donnent les médecins: mais il suffit d'en être prévenu pour ne pas s'y méprendre.

J'ai cru cette explication nécessaire pour qu'on entende bien le principe que j'ai établi. Venons à l'explication.

L'action du magnétisme a mis votre malade dans un état différent de l'état ordinaire, et qui se montre par divers symptômes, tels que des douleurs vives dans une partie du corps, de l'étouffement, des mouvemens nerveux, des spasmes, une transpiration considérable, l'impossibilité d'ouvrir les yeux, l'assoupissement, le sommeil, le somnambulisme. Vous devez laisser à la crise le temps de se développer, calmer peu à peu les spasmes, concentrer l'action sur le siége de la douleur pour entraîner ensuite, prendre garde que rien n'arrête la transpiration, dissiper peu à peu l'assoupissement ou le sommeil, s'ils se prolongent trop. Mais vous ne devez jamais ni éveiller votre malade subitement, ni permettre qu'on vienne le troubler, ni le quitter jusqu'à ce que l'état singulier dans lequel vous l'avez mis ait entièrement cessé.

On a donné le nom d'état magnétique à tout état différent de l'état naturel, et qui est la suite de l'influence magnétique : ce mot, plus général que celui de crise, ne présente aucune équivoque. Il faut éviter d'abandonner le malade tant qu'il se trouve dans cet état, pendant lequel il s'opère réellement une crise ; et il est essentiel de ne pas déranger le travail de la nature.

Lorsqu'un malade est profondément endormi par le magnétisme, s'il est touché par quelqu'un qui le réveille brusquement, il en éprouve beaucoup de mal. J'ai vu plusieurs fois cet accident produire des convulsions ou de violentes douleurs, rendre impossible le retour du somnambulisme, et même changer à tel point les dispositions du malade, qu'il n'a pu supporter ensuite l'action du magnétisme, et qu'on a été obligé de s'en rapporter au temps et au régime pour rétablir l'ordre.

On a vu des personnes qui avaient été pour la première fois mises en somnambulisme, perdre tout à coup la faculté d'y rentrer, parce qu'on les avait brusquement éveillées.

Règle générale. Lorsqu'une crise quelconque se manifeste, le magnétiseur doit la développer, seconder le travail de la nature, et ne quitter le malade que lorsque sa crise est terminée, et qu'il est rendu à son état habituel.

Il est surtout essentiel que le magnétiseur ne s'inquiète point des douleurs qu'il peut exciter dans les organes de l'abdomen, et qui se renouvellent souvent pendant plusieurs séances ; ces douleurs critiques se dissiperont d'elles-mêmes lorsque la nature aura rétabli l'harmonie et triomphé de l'obstacle qui en est la cause.

Je dois ici parler d'un effet heureusement assez rare, mais dont il est essentiel de prévenir ceux qui commencent la pratique du magnétisme, afin que s'il a lieu ils n'en soient point alarmés, et ne fassent aucune imprudence.

Il arrive quelquefois que la première impression du magnétisme produit une crise, accompagnée de mouvemens convulsifs, de roideur dans les membres, d'accès de pleurs ou de rire.

Dans ce cas il est essentiel que le magnétiseur ne s'effraie point. Il doit d'abord prendre les pouces en disant à la personne en crise de se calmer, puis attirer sur les jambes et sur les pieds, et s'éloigner enfin pour magnétiser à distance et à grands courans. S'il ne se trouble point, s'il ne laisse approcher personne, s'il prend seul les précautions nécessaires, s'il se fie à ses forces et à l'action de sa volonté, la crise se terminera, et la personne magnétisée ne sentira point de fatigue, peut-être même ne conservera-t-elle qu'un faible souvenir de ce qui s'est passé.

Si on veut continuer à la magnétiser, ce qui sera fort à propos, il faut, à la séance suivante, aussitôt qu'on s'est mis en rapport en prenant les pouces, magnétiser à grands courans et à distance, avec l'intention de calmer, et n'augmenter l'action que graduellement, et en évitant toute secousse. Il faut surtout que le magnétiseur n'ait aucune inquiétude, qu'il fasse en sorte que le malade n'en ait pas non plus, et qu'il écarte tous les témoins dont la présence pourrait le troubler.

Au reste, l'effet dont je viens de parler est si rare, excepté dans les maladies nerveuses et convulsives, que je ne l'ai produit moi-même que trois ou quatre fois dans le cours d'une pratique de trente-cinq ans. Je sais bien qu'il s'est présenté plusieurs fois, et qu'il a eu des suites fâcheuses, mais c'est entre les mains de gens qui magnétisaient pour faire des expériences, pour montrer des phénomènes, et non avec calme et dans la seule intention de faire du bien.

J'aurais à peine songé à noter cet effet, si je n'en avais vu récemment un exemple dont je vais rendre compte pour me faire mieux entendre, quoique cet ouvrage ne soit pas destiné à rapporter des faits à l'appui de ce que j'avance.

J'ai été prié il y a quelques jours de donner une leçon à une dame qui voulait magnétiser sa fille, atteinte d'une maladie légère, mais fort ancienne, et dont on ignorait la cause. Je fis placer la mère à côté de moi ; et pour lui montrer les procédés, je magnétisai sa fille, qui n'éprouva absolument rien.

La mère m'ayant dit qu'elle avait une fois été magnétisée, et qu'elle avait senti la nécessité de fermer les yeux, je voulus voir si j'agirais sur elle.

Après quatre ou cinq minutes de passes à grands courans, et d'application de la main sur l'estomac, elle s'écria : « Ah! quelle sensation agréable! » Une minute après elle prit des mouvemens convulsifs, les membres se roidirent, le cou se gonfla, et elle porta sa tête en arrière en poussant des cris. Je pris les pouces, je lui répétai plusieurs fois, avec un ton d'empire : « Calmez-vous! » j'attirai sur les jambes; je m'éloignai ensuite pour magnétiser à grands courans, enfin j'essayai de faire, toujours à distance, des passes transversales pour soutirer et chasser le fluide. Alors sa figure changea, mais il survint un accès de rire qui dura quelques minutes. Tout se calma peu à peu. Elle me dit qu'elle se trouvait très-bien, et qu'elle ne croyait pas avoir souffert.

Si j'eusse appelé quelqu'un pour la tenir, si je me fusse effrayé, si je n'eusse point calmé la crise, il est probable que la dame ainsi magnétisée aurait été incommodée pendant plusieurs jours.

S'il est rare qu'on produise des mouvemens convulsifs par la méthode généralement employée depuis les instructions données par M. de Puységur, il ne l'est pas du tout de rencontrer des personnes sur qui le magnétisme produit une irritation nerveuse, qui, après la séance, les laisse dans un état de malaise. Lorsqu'on rencontre des sujets qui ont ce genre de susceptibilité, il faut employer l'action la plus calmante, et agir de loin. Si après trois ou quatre séances le même effet a lieu, on doit présumer que le magnétisme n'est pas bon pour le malade, ou que le fluide du magnétiseur ne lui convient pas, et il ne faut point s'obstiner à continuer. On peut seulement essayer deux ou trois fois d'un autre magnétiseur.

Il me reste encore plusieurs choses à dire sur les indications qui peuvent diriger le magnétiseur dans le choix des procédés. Ces indications sont de deux sortes : les unes sont fournies par l'état du malade, et trouveront naturellement leur place lorsque je parlerai de l'application du magnétisme aux diverses maladies; les autres tiennent aux sensations qu'éprouve souvent un magnétiseur attentif et exercé. Je ne parlerai de ces dernières qu'après avoir exposé les détails relatifs à l'emploi du magnétisme, aux crises qu'il produit et aux précautions qu'on doit prendre pour en obtenir des résultats salutaires.

Mais, avant de terminer ce chapitre, je dois dire un mot des avantages qu'on peut obtenir d'une action magnétique plus faible, employée par des personnes qui n'en ont aucune idée, et par des procédés beaucoup plus simples que ceux que j'ai décrits.

Nous voyons souvent dans la classe la plus laborieuse du peuple, des malades auxquels nous présumons que le magnétisme ferait le plus grand bien, et dont il nous est impossible d'entreprendre le traitement. Je vais expliquer comment et jusqu'à quel point nous pouvons nous faire suppléer auprès d'eux par leur parens ou leurs amis.

Quoique j'aie mis dans l'exposition des procédés toute la clarté possible, il serait inutile de la faire lire à des paysans ou à des ouvriers qui ne se sont jamais occupés que de leur travail; ils ne l'entendraient pas, ou du moins ils ne sauraient en faire l'application; mais on peut leur donner une instruction verbale qu'ils comprendront parfaitement, et qui suffira pour qu'ils fassent plus ou moins de bien au malade qui leur inspire un véritable intérêt. Voici comment il faut s'y prendre.

Dites à la personne qui vous paraît avoir le plus d'affection pour le malade, et qui reste le plus auprès de lui, qu'elle peut le soulager en lui faisant de légères frictions; que ces frictions font circuler le sang; que la chaleur qui s'échappe de la main est salutaire; qu'en tenant la main sur la partie souffrante on apaise la douleur, et qu'en passant la main sur le corps on entraîne le mal. Dites-lui qu'on communique de la santé à un malade comme on communiquerait du mal à quelqu'un qui se porte bien, si on était malade soi-même ; vous pouvez même assurer que la chaleur produite par l'insufflation au travers d'un linge, est très-propre à dissoudre un engorgement, et que le souffle à distance aide à calmer une inflammation locale ; ajoutez que les procédés que vous enseignez ne produisent aucun effet lorsqu'en les employant on s'occupe d'autre chose. Si les personnes à qui vous vous adressez ont de la piété, vous avez un moyen sûr de soutenir leur attention, de diriger leur volonté, et d'exciter leur confiance; c'est de leur recommander de prier Dieu pour la guérison du malade pendant le temps qu'elles agissent sur lui. Quand on sera persuadé que c'est par bonté que vous donnez des conseils, et que vous ne doutez pas de leur efficacité, vous n'aurez pas beaucoup de peine à les faire écouter. Montrez alors comment on doit les mettre en pratique, en magnétisant vous-même environ un quart-d'heure, et vous faisant aider par la personne que vous instruisez. Pendant que vous faites cet essai, gardez-vous bien de chercher à produire aucun phénomène ; tâchez seulement d'apaiser les douleurs, d'amener la chaleur aux extrémités, de faire éprouver du bien-être au malade. Avertissez enfin que si le malade venait à s'endormir pendant qu'on passe les mains sur lui, il ne faudrait point le réveiller. Il est à désirer qu'il ne se manifeste aucun phénomène assez remarquable pour étonner la personne qui magnétise, mais seulement des effets qui augmentent sa confiance. Parmi les personnes que vous aurez instruites ainsi, vous en rencontrerez qui, au bout de quelques jours, magnétiseront très-bien sans se douter de ce qu'elles font.

Les gens du peuple étant souvent disposés à croire à l'efficacité de certaines pratiques, on pourrait indiquer, comme moyen curatif, un signe particulier, ou une formule de prière, ou un objet béni, ou une sorte d'amulette, etc.; c'est ce qu'on ne doit jamais se permettre, parce qu'on tromperait ceux à qui l'on s'adresse, que la première loi est de ne dire que ce qu'on croit vrai, et que l'abus de moyens innocens par eux-mêmes peut entretenir l'ignorance et favoriser la superstition.

J'ai fréquemment obtenu les plus heureux résultats du genre d'instruction que je viens de proposer; l'action du magnétisme ainsi dirigée est sans doute plus faible qu'elle ne le serait entre les mains de quelqu'un qui en connaît la puissance; elle ne produit pas des effets surprenans, mais elle est salutaire et n'est accompagnée d'aucun danger. J'ai vu souvent un mari soulager sa femme, et une femme soulager son mari, en se conformant avec simplicité et confiance aux conseils que je leur avais donnés. Je vais en citer deux exemples.

1° Le nommé Oudin, ancien militaire, dont M. Ollivier a décrit la maladie (1), était paralysé depuis les hanches jusqu'aux pieds. Il ne marchait qu'avec des béquilles, et ses jambes tremblaient continuellement. Il avait de plus de violentes douleurs de reins. On l'avait traité sans succès à l'Hôtel-Dieu, ensuite dans le quatrième dispensaire de la Société philantropique, lorsque je conseillai à sa femme, qui était pourtant très-faible, de lui faire presque sans toucher des frictions depuis les hanches jusqu'au bout des pieds. Dès le premier jour les pieds, qui étaient très-froids et très-pâles, s'échauffèrent et devinrent rouges comme quand on mettait un sinapisme, et peu de jours après les jambes cessèrent de trembler. Les douleurs de reins étaient toujours très-vives, lorsque les médecins m'apprirent que la maladie avait son principe dans la moëlle épinière. Alors je dis à la femme de faire les frictions le long des reins, en entraînant vers les jambes, et bientôt lès

(1) *De la moëlle épinière et de ses maladies*, 1 vol. in-8°. Paris, 1823, page 392.

douleurs furent entièrement dissipées. Oudin n'est point guéri de sa paralysie, mais il ne souffre plus, il peut même s'aider de ses jambes, et il est infiniment mieux.

2° La femme du frotteur de mon appartement était retenue dans son lit par de violentes douleurs accompagnées de fièvre : j'allai la voir, et m'étant aperçu qu'elle était très-sensible au magnétisme, je montrai à son mari comment il devait s'y prendre pour la soulager. Le bien qu'il produisit d'abord lui donna de la confiance, et dans quinze jours sa femme fut guérie. Elle vint alors me voir pour me remercier. Je lui demandai si elle ne souffrait plus ; elle me répondit qu'il lui restait seulement une douleur à l'épaule, que lorsque cette douleur était très-forte son mari la faisait passer, mais quelle revenait, et qu'il n'avait pas tous les jours le temps de lui donner des soins. Je lui mis alors la main sur l'épaule, et je fus fort surpris de la voir fermer les yeux, et quelques minutes après tomber en somnambulisme. Je lui parlai, et voici le résumé de notre conversation : « Dormez-vous ? — Oui, monsieur. — Pourquoi ? — Je ne sais pas. — Voyez quel mal vous avez. (Après un peu de réflexion) : Je n'ai d'autre mal que ma douleur à l'épaule. — Que faut-il faire pour vous en délivrer ? — Ce que vous faites me guérirait. — Combien faudrait-il de temps? — Trois jours. — Si, quand vous serez éveillée, je vous dis de venir trois ou quatre jours de suite, le ferez-vous? — Oui, monsieur. »

Je fis donc venir cette femme pendant quatre jours. Le premier et le second jour le somnambulisme se renouvela, le troisième jour elle ne souffrait plus, et j'eus de la peine à produire un sommeil imparfait; le quatrième jour elle n'éprouva absolument rien, et depuis elle n'a plus été malade.

Il est très-remarquable que le mari, qui n'avait aucune idée du somnambulisme, ne l'avait point produit chez sa femme, quoiqu'elle y fût très-disposée. Je ne l'avais pas produit moi-même le jour où j'étais allé la voir, parce que je n'en avais pas l'intention et que j'avais évité d'agir sur la tête.

Le genre d'instruction que j'ai conseillé convient particulièrement aux mères qui ont des enfans en bas âge; ce qu'on leur enseigne leur semble analogue à ce qu'elles font naturellement pour les soulager lorsqu'ils souffrent; et comme elles s'identifient avec l'objet de leur sollicitude, et que rien ne peut les distraire de la volonté de faire du bien, il suffit d'exciter leur confiance pour qu'elles réunissent toutes les qualités nécessaires à l'efficacité du magnétisme.

CHAPITRE IV.

Des moyens accessoires par lesquels on augmente l'action du magnétisme, et de ceux par lesquels on supplée à l'action directe.

Le magnétiseur peut communiquer son fluide à plusieurs objets, et ces objets deviennent ou les conducteurs de son action, ou propres à la transmettre, et à produire des effets magnétiques sur les personnes avec lesquelles il est en rapport. Il peut aussi, par le moyen de quelques-uns de ces auxiliaires, conduire à la fois et sans se fatiguer le traitement de plusieurs malades, lorsqu'ils ne sont pas somnambules.

Ces auxiliaires sont l'eau magnétisée, de la laine, du coton, des plaques de verre, etc., qu'on a magnétisés; des arbres magnétisés, des baquets ou réservoirs magnétiques. La chaîne ou la réunion de plusieurs personnes qui se tiennent par la main, et qui sont en harmonie sous la direction d'un seul magnétiseur, est encore au nombre des moyens auxiliaires.

L'eau magnétisée est un des agens les plus puissans et les plus salutaires qu'on puisse employer. On en fait boire aux malades avec lesquels le rapport est établi, soit pendant les repas, soit dans l'intervalle des repas. Elle porte directement le fluide magnétique dans l'estomac, et de là dans tous les organes; elle facilite les crises auxquelles la nature est disposée, et par cette raison elle excite tantôt la transpiration, tantôt des évacuations, tantôt la circulation du sang ; elle fortifie l'estomac, elle apaise les douleurs, et souvent elle peut tenir lieu de plusieurs médicamens.

Pour magnétiser de l'eau on prend dans ses mains le vase qui la contient, et l'on passe alternativement ses deux mains le long de ce vase, de haut en bas; on introduit le fluide par l'ouverture du vase en y présentant à plusieurs reprises les doigts rapprochés; on fait aller son haleine sur l'eau, on peut quelquefois l'agiter avec le pouce. On magnétise un verre d'eau en tenant le verre par le fond dans une main, et projetant de l'autre le fluide au-dessus du verre.

Il est un procédé que j'emploie de préférence pour magnétiser une bouteille d'eau, lorsque j'ai la certitude qu'il n'est pas désagréable à la personne que je magnétise : il consiste à poser la bouteille sur mon genou, et à placer ma bouche sur l'ouverture. Je fais ainsi entrer mon haleine dans la bouteille, et en même temps je fais des passes avec mes deux mains sur toute sa surface. Je crois que ce procédé charge fortement, mais il n'est pas nécessaire. Il suffit des mains pour magnétiser.

On peut magnétiser une carafe d'eau en deux ou trois minutes, un verre d'eau en une minute; il est inutile de répéter ici que les procédés indiqués pour magnétiser l'eau, comme toute autre chose, seraient absolument inutiles, s'ils n'étaient employés avec attention, et avec une volonté déterminée.

J'ai vu l'eau magnétisée produire des effets si merveilleux, que je craignais de me faire illusion, et je n'ai pu y croire qu'après des milliers d'expériences. En général les magnétiseurs n'en font point assez d'usage; ils s'épargneraient à eux-mêmes beaucoup de fatigue, ils dispenseraient leurs malades de plusieurs remèdes, ils accéléreraient la guérison, s'ils accordaient à ce moyen toute la confiance qu'il mérite.

C'est surtout dans les maladies internes que l'eau magnétisée agit d'une manière étonnante; elle porte directement le magnétisme sur les organes affectés. Vous donnez un verre d'eau magnétisée à un malade qui a, par exemple, une douleur au côté; quelques momens après qu'il a bu, il lui semble que cette eau descend vers le siége du mal.

J'ai huit jours de suite purgé une malade avec de l'eau magnétisée ; l'effet était le même que si elle eût pris une médecine ordinaire, avec cette seule différence qu'elle n'éprouvait point de coliques. M. le docteur Roullier dit qu'une de ses malades fut ainsi purgée cinq ou six fois par jour pendant plus d'un mois, et que ces évacuations, dont la médecine ordinaire aurait dû craindre les suites, produisirent du bien-être et le retour de la santé. Je connais une malade qui a été guérie de la même manière. J'ai vu l'eau magnétisée faire cesser entièrement un état d'atonie des intestins qui durait depuis plusieurs années.

L'eau magnétisée est du plus grand secours dans les convalescences ; elle donne des forces, elle rend à l'estomac le ton qu'il avait perdu, elle facilite la digestion ; elle fait évacuer, soit par les urines, soit par la transpiration, ce qui s'oppose encore à l'entier rétablissement du malade.

Un homme de mérite, que j'ai maintenant la satisfaction de compter au nombre de mes amis, était affecté de coliques d'estomac et d'entrailles, pour lesquelles il avait pendant sept ans inutilement employé tous les remèdes de la médecine. Ces coliques prenaient par crises qui duraient deux ou trois jours, et revenaient toutes les semaines. Sa résidence était à soixante lieues, et il était venu à Paris pour chercher encore quelques conseils : il s'adressa à moi ; il m'inspira beaucoup d'intérêt, et j'entrepris son traitement. Après la troisième séance je lui fis boire un verre d'eau magnétisée. Cette eau produisit dans l'estomac une chaleur très-vive ; il lui semblait, me disait-il, qu'il avait bu un *verre d'esprit de vin ;* deux minutes après cette chaleur se répandit partout, et elle fut suivie d'une douce transpiration. Dès ce moment je lui fis continuer l'usage de l'eau magnétisée ; et dans quinze jours j'eus le bonheur de le délivrer de toutes ses souffrances. Il voulut alors retourner chez lui. « Je suis très-bien, me dit-il, mais je vais faire une expérience décisive ; je ne puis aller en voiture sans éprouver beaucoup de douleurs. » Je lui donnai deux bouteilles d'eau magnétisée, et je lui recommandai d'en boire dans la route. A peine eut-il passé une demi-heure en voiture qu'il se sentit incommodé ; il but alors un verre de son eau, et pendant plus de quatre heures il ne sentit plus aucun mal. Ainsi, en buvant de quatre en quatre heures son verre d'eau, il arriva sans la moindre fatigue. Cependant il n'était pas entièrement guéri, et il lui reste encore un principe de maladie qu'il est peut-être impossible de détruire ; mais sa femme le magnétise quand cela paraît nécessaire, et le soir, lorsqu'il se sent dans une mauvaise disposition, elle lui donne un verre d'eau magnétisée qui le calme et lui fait passer une bonne nuit. S'il est obligé de voyager, l'eau magnétisée lui rend toujours le même service, et cette expérience se répète depuis cinq ans.

On emploie avec succès l'eau magnétisée en lotion pour les blessures. Dans les maux d'yeux, elle fortifie l'organe, et produit ordinairement une sensation semblable à celle que produirait de l'eau dans laquelle on aurait mêlé quelques gouttes d'esprit-de-vin. Les bains d'eau magnétisée ont souvent produit d'excellens effets.

J'ai plusieurs fois essayé de mettre une bouteille d'eau magnétisée aux pieds d'un malade qui, étant couché, avait constamment froid aux pieds, et, dans certains cas, je l'ai vue exciter beaucoup de chaleur et amener de la transpiration. La bouteille n'agit ici que comme le ferait tout autre objet magnétisé. Toutefois le résultat de cette expérience est remarquable, parce qu'une bouteille d'eau devrait donner du froid et non de la chaleur, comme cela arrive lorsque le malade n'est pas disposé à cette sorte de crise.

Les malades trouvent souvent un goût particulier à l'eau magnétisée, et généralement ils la distinguent fort bien de celle qui ne l'est pas.

J'ai cru m'apercevoir que le goût que le malade trouvait à l'eau magnétisée indiquait le genre de remèdes dont il avait besoin. Par exemple, si un malade trouve l'eau magnétisée amère, et que pourtant il la boive avec plaisir, cela fait présumer que les amers lui seraient salutaires. Je n'ai point assez répété cette observation pour la donner comme certaine; je la rapporte, parce que, dans plusieurs cas, on peut la vérifier sans inconvénient.

Lorsque le magnétiseur ne peut donner séance à son malade que deux ou trois fois par semaine, l'eau magnétisée supplée à l'action directe. Il faut en continuer l'usage quelque temps après que le traitement a cessé.

J'ai la certitude que chez les épileptiques, ou des personnes atteintes d'une maladie nerveuse, qui aux yeux de ceux qui ne sont pas médecins paraissait être l'épilepsie, l'eau magnétisée continuée pendant plusieurs mois, après quelques séances de magnétisme direct, a suffi pour faire disparaître entièrement les accès.

Je crois que l'eau qu'on fait boire au malade doit toujours être magnétisée par le même magnétiseur, par celui qui a entrepris le traitement. Ceci est une conséquence du principe que j'ai établi, qu'un malade ne doit point être magnétisé par plusieurs personnes qui ne sont point en rapport avec le premier magnétiseur, et que les fluides des divers individus n'ayant pas la même qualité et n'agissant pas de la même manière, il ne faut pas mêler leur action.

J'ai vu des phénomènes très-remarquables qui

confirment cette opinion. Les somnambules distinguent très-bien quand un objet a été magnétisé par plusieurs personnes, et ce mélange de divers fluides leur est quelquefois insupportable.

On ne sait pas encore combien de temps l'eau magnétisée conserve sa vertu, mais il est certain qu'elle la conserve pendant plusieurs jours, et des faits nombreux semblent prouver qu'elle ne l'a point encore perdue après quelques semaines. Cependant, lorsqu'on est à portée d'un malade, il est à propos de magnétiser tous les jours l'eau ou la tisane qu'on lui fait boire.

On peut magnétiser de même quelques alimens, et surtout les alimens liquides, comme le bouillon, le lait, etc. Plusieurs personnes qui ne peuvent supporter le lait, s'en trouvent très-bien lorsqu'il est magnétisé.

Il paraît que l'eau magnétisée n'exerce aucune influence sur les personnes qui n'ont point encore été magnétisées; ce n'est ordinairement qu'après deux ou trois séances de magnétisme qu'elle produit des effets bien marqués. Pour que le fluide du magnétiseur agisse sur le malade, il faut que le rapport soit établi, et le rapport ne s'établit que par la manipulation directe et immédiate.

Je me suis fort étendu sur l'usage de l'eau magnétisée; ceux qui l'emploieront avec confiance reconnaîtront que je n'en ai pas assez dit sur les avantages qu'on peut en retirer. Je dois cependant avertir qu'il y a des malades sur lesquels elle paraît n'exercer aucune action, mais c'est le plus petit nombre.

Venons maintenant aux divers objets qu'on peut considérer comme des réservoirs de fluide magnétique, et qui sont propres à le conserver, à le diriger, à le mettre en circulation, à renouveler les effets qu'a déjà produit le magnétisme direct, quelquefois même à agir sur des individus qui n'ont jamais été magnétisés : tels sont les arbres, les baquets, etc.

Pour magnétiser un arbre on commence par l'embrasser pendant quelques minutes; on s'éloigne ensuite et l'on dirige le fluide vers le sommet et du sommet vers le tronc, en suivant la direction des grosses branches. Quand on est arrivé à la réunion des branches on descend jusqu'à la base du tronc, et l'on finit par magnétiser la terre à l'entour, pour répandre le fluide sur les racines et pour le ramener de l'extrémité des racines jusqu'au pied de l'arbre. Quand on a fini d'un côté, on fait la même chose en se plaçant du côté opposé. Cette opération, qui est l'affaire d'une demi-heure, doit être répétée quatre ou cinq jours de suite. On attache à l'arbre des cordes pour servir de conducteurs. Les malades qui se rendent autour de l'arbre commencent par le toucher en s'appuyant sur le tronc. Ils s'asseyent ensuite à terre ou sur des siéges; ils prennent une des cordes suspendues aux branches et s'en entourent. La réunion des malades autour de l'arbre entretient la circulation du fluide. Cependant il est à propos que le magnétiseur vienne de temps en temps renouveler et régulariser l'action. Il lui suffit pour cela de toucher l'arbre pendant quelques momens. Il donne aussi des soins particuliers à ceux qui en ont besoin; et si parmi les malades il se trouve quelqu'un qui éprouve des crises, il l'éloigne de l'arbre, pour le magnétiser à part.

Il s'est opéré et il s'opère encore des cures merveilleuses dans les traitemens faits à l'aide des arbres magnétisés. De tous les moyens auxiliaires c'est celui qui présente le plus d'avantage; il produit du calme et souvent un sommeil salutaire, il augmente les forces et régularise la circulation; dans le commencement il prépare à recevoir l'influence directe, dans la suite il continue et renouvelle l'action; il est surtout utile pour aider la nature et pour prévenir les accidens pendant la convalescence. Malheureusement on ne peut se rendre sous les arbres lorsque le temps est mauvais, et ils ne peuvent plus servir lorsque le mouvement de la végétation est entièrement suspendu.

Le choix des arbres n'est point indifférent; il faut exclure tous ceux dont le suc est caustique ou vénéneux; tels sont le figuier, le laurier-rose, le laurier-cerise, le sumac; leur action serait nuisible. Je ne voudrais pas même me servir du noyer. L'orme, le chêne, le tilleul, le frêne, l'oranger sont ceux dont on a, jusqu'à présent, fait usage avec le plus de succès. Je crois que les arbres résineux, comme le pin et le sapin, seraient aussi très-bons. Lorsqu'on veut avoir dans un appartement un petit arbre magnétisé, on préfère l'oranger.

Les réservoirs magnétiques ou baquets sont des caisses remplies de matières magnétisées et garnies de conducteurs propres à diriger le fluide qu'elles renferment. Voici la manière la plus ordinaire de les construire.

Ayez une caisse en bois de deux pieds de hauteur, plus ou moins grande, selon que vous voulez réunir plus ou moins de monde à l'entour, et dont le fond soit élevé d'un pouce au-dessus du sol par la saillie du bord. Placez au centre, pour servir de principal conducteur, une verge de fer de six lignes à un pouce de diamètre, qui descende jusqu'à deux pouces du fond, et qui s'élève au dehors de deux ou trois pieds. Le bout inférieur de cette verge de fer sera solidement fixé dans un pied de verre ou dans un bocal, pour que rien ne dérange sa position verticale. Mettez dans la caisse des bouteilles remplies d'eau magnétisée, ou d'autres substances magnétisées; bouchez-les, et faites passer au travers du bouchon un fil de fer qui sorte de deux ou trois pouces ; couchez-les, et rangez-les de manière que le gouleau soit rapproché du conducteur central et communique avec lui par le fil de fer qui perce le bouchon. Placez ensuite un second rang de bouteilles au-dessus du premier. Si le baquet est grand vous pouvez mettre deux rangées de bouteilles sur le même plan. Le gouleau des unes entrera dans le le fond des autres. Cela fait, vous remplirez la caisse avec de l'eau, du sable quartzeux bien lavé, du verre pilé, de la limaille de fer, le tout bien magnétisé. Vous placerez au-dessus un couvercle, en deux pièces bien réunies, et dont le milieu aura une ouverture pour donner passage au conducteur central. Vous percerez à quelque distance de la circonférence, sur des points correspondans aux intervalles qui sont entre les bouteilles, plusieurs trous destinés à introduire dans le réservoir des conducteurs de fer coudés et mobiles, qui s'élèvent et s'abaissent à volonté, afin qu'on puisse les diriger sur telle ou telle partie du corps, et passer les mains dessus pour soutirer le fluide. Vous attacherez enfin au conducteur central des cordes de fil ou de laine dont les malades pourront s'entourer.

Quoique tout ce qu'on a placé dans le réservoir ait été magnétisé d'avance, on magnétise régulièrement le réservoir lorsque la construction en est achevée, et avant d'y placer le couvercle. La première fois qu'on fait cette opération elle exige assez de temps, environ une heure; il est même à propos de la répéter trois ou quatre jours de suite, mais une fois que le réservoir a été bien chargé, il suffit, pour le charger de nouveau, que le magnétiseur tienne pendant quelques momens dans sa main le conducteur central. Je ne sais si les réservoirs remplis d'eau se chargent mieux de fluide magnétique que ceux qui ne contiennent, dans l'intervalle des bouteilles, que du verre pilé, de la limaille de fer, ou simplement du sable; mais il est certain que ces derniers sont plus propres et plus commodes, et par cette raison je leur donnerais la préference. Il est difficile que l'eau ne s'échappe point du baquet, et elle peut se corrompre à la longue.

C'est toujours le même magnétiseur qui doit charger le réservoir.

M. Segretier de Nantes a placé un baquet au milieu de quatre arbres magnétisés qui communiquent entre eux et avec le baquet par des cordes; il a obtenu beaucoup d'avantages de cette construction. Il a placé entre les arbres un toit de chaume qui met les malades à l'abri de la pluie; M. le marquis de Tissard avait fait la même chose du temps de Mesmer.

Je n'en dirai pas davantage sur les grands réservoirs magnétiques, parce qu'on n'y a recours qu'autant qu'on veut avoir un traitement nombreux, ce qui suppose qu'on a beaucoup de loisir, et qu'on se dévoue au magnétisme : or, celui qui est dans ce cas doit se procurer les principaux ouvrages publiés sur le magnétisme, et les étudier avec soin.

Cependant une grosse bouteille remplie d'eau magnétisée, armée d'une tige de fer qui traverse le bouchon, et forme à sa sortie une courbure de trois à six pouces terminée par un bouton, est un petit réservoir qui entretient l'action du magnétisme, et qui peut être fort utile. Le magnétiseur charge de temps en temps cette bouteille sans la déboucher.

Quelques magnétiseurs pensent que le fluide qui sort du réservoir emporte avec lui une émanation des substances qui y sont contenues. Plusieurs faits semblent autoriser cette opinion, cependant elle n'est pas encore prouvée ; c'est un sujet d'expériences. On peut mettre dans le réservoir des plantes aromatiques, ou toniques, ou calmantes, selon le but qu'on se propose. On pourrait essayer également si une bouteille bien magnétisée, remplie de matières médicinales, agirait avec plus d'efficacité qu'une bouteille d'eau pure ; j'invite à ne pas négliger ce genre d'observations.

L'eau contenue dans des bouteilles posées sur le réservoir, et mise en communication par un fil de fer avec le conducteur central, se magnétise d'elle-même.

On peut placer au sommet du conducteur central une petite coupe de fer ou de bois dans laquelle on mettra de la laine ou du coton, qui se magnétiseront fort bien.

Venons maintenant aux objets magnétisés, aux moyens de s'en servir, et aux effets qu'ils produisent.

Des tissus de fil de laine ou de coton, une feuille d'arbre, des plaques de verre, d'or, ou d'acier, et autres objets magnétisés, posés sur le siége de la douleur, sufffisent souvent pour l'apaiser ; mais ils n'agissent que lorsque l'action du magnétisme est déjà établie. J'ai vu très-souvent des chaussons magnétisés produire aux pieds une chaleur qu'on n'avait pu obtenir par aucun autre moyen. Ces chaussons conservaient leur vertu pendant quatre ou cinq jours ; elle s'affaiblissait et se perdait ensuite.

Un mouchoir magnétisé porté sur l'estomac soutient l'action pendant l'intervalle des séances, et peut souvent calmer les spasmes et les mouvemens nerveux. On dissipe quelquefois une migraine en s'enveloppant la tête pendant la nuit d'un bandeau magnétisé.

Je dois m'arrêter ici sur l'usage des plaques de verre magnétisées, soit parce qu'elles m'ont réussi à calmer avec une promptitude surprenante des douleurs locales dans les viscères, soit parce que leur application est ordinairement accompagnée d'un phénomène très-remarquable. M. le docteur Roullier est, je crois, le premier qui ait parlé de ce phénomène, quoiqu'il eût été observé par d'autres magnétiseurs. Voici comment il s'exprime :

« Dans plusieurs circonstances j'ai fait porter à mes malades un verre magnétisé sur le creux de l'estomac. J'emploie de préférence un verre lenticulaire d'environ un pouce et demi de diamètre, arrangé de manière qu'on puisse le suspendre au cou avec un ruban ; magnétisé, ce verre adhère ordinairement à la peau, et y reste ainsi attaché pendant plusieurs heures. » Quand il a produit son effet il tombe, et ne s'attache plus, à moins qu'on ne le magnétise de nouveau. La même chose a lieu avec de l'acier, avec une feuille d'arbre.

Il est des personnes très-sensibles au magnétisme et qui craignent qu'un autre que leur magnétiseur n'essaie d'agir sur elles. Un objet magnétisé suffit souvent pour repousser toute influence étrangère. J'en ai vu plusieurs exemples dans lesquels l'imagination n'entrait pour rien (1).

Il me reste à parler de la chaîne, moyen dont on faisait autrefois beaucoup d'usage, qui est le

(1) Pour obtenir cet effet on emploie ordinairement un anneau d'or que le magnétisé met au doigt, ou un médaillon en or ou en cristal, qu'il porte sur sa poitrine.

plus puissant de tous pour augmenter la force du magnétisme et pour le mettre en circulation, mais qui en ayant de grands avantages peut avoir aussi beaucoup d'inconvéniens. Je vais expliquer ce que c'est, comment on la forme, dans quelles circonstances et avec quelles conditions elle peut être utile.

Si vous avez auprès de vous plusieurs personnes en bonne santé, qui ont confiance au magnétisme, qui prennent intérêt au malade, et qui veulent vous aider pour coopérer à sa guérison, rangez-les en cercle; qu'elles se tiennent toutes par la main, en se prenant réciproquement les pouces, de manière que celle qui est à droite du malade le touche de la main gauche, et celle qui est à gauche de la main droite. Vous ferez partie de cette chaîne, et lorsque vous voudrez faire des passes avec vos mains, les deux personnes à côté de vous poseront la main sur votre épaule ou sur vos genoux. Si vous vous placez au centre, vos deux voisins se rapprocheront de manière que la chaîne ne soit point interrompue. Bientôt le magnétisme se mettra en circulation, le malade en éprouvera beaucoup d'effet, et votre force en sera considérablement augmentée.

Mais pour que la chaîne soit bonne, il faut que tous ceux qui la composent s'occupent uniquement du malade, qu'ils s'unissent constamment d'intention avec vous; sans cela elle est plus nuisible qu'utile. Souvent quelques personnes de la chaîne sentent l'action du magnétisme, elles s'assoupissent ou s'endorment; mais cela ne contrarie pas les effets comme le ferait une simple distraction.

Il faut éviter d'admettre à la chaîne des malades susceptibles d'une irritation nerveuse; il serait dangereux d'y placer des personnes atteintes de maladies qui peuvent se communiquer.

On peut faire usage de la chaîne dans l'intérieur des familles, lorsqu'on réunit autour de soi de quatre à dix personnes qui prennent un vif intérêt au malade, et qui désirent que le magnétisme puisse le soulager.

Si l'on forme une chaîne avec de bonnes gens de la campagne, on fera bien de les engager à prier Dieu en commun pour le malade; c'est un moyen de soutenir leur attention et de diriger leur intention.

La chaîne doit autant qu'il est possible se composer des mêmes personnes; si le magnétiseur y admet un nouvel individu, surtout lorsqu'elle est commencée, il doit auparavant le mettre en rapport.

On a souvent employé à la fois la chaîne et le baquet, c'est-à-dire qu'après avoir rangé les malades autour du baquet, on leur faisait faire la chaîne; je n'approuve point cette méthode; en voici la raison.

Lorsqu'on réunit plusieurs malades autour du baquet, c'est pour qu'ils reçoivent l'action du magnétisme qui y est concentré, sans avoir entre eux de communication directe. Lorsqu'on fait faire la chaîne, c'est pour que le malade reçoive l'influence de toutes les personnes qui la composent ; d'où il suit que toutes doivent être en bonne santé. Ces deux moyens doivent donc être employés isolément et dans des circonstances différentes ; ils ne conviennent pas également à tous les malades, et l'un et l'autre ont des avantages et des inconvéniens qui leur sont propres. Je dois m'arrêter encore un moment sur ce sujet.

Quoique le baquet ait une action plus douce et plus lente que la manipulation directe, les personnes attaquées de maladies graves et qui ne viennent point d'atonie, y sont exposées à éprouver des crises qu'il faut calmer à part. Ces crises, si elles ont lieu, peuvent avoir de l'influence sur les autres malades, et même se communiquer par sympathie ou par imitation. On a vu du temps de Mesmer combien ces crises peuvent devenir violentes ; il est vrai qu'alors on ne connaissait pas le moyen de les calmer, et que les mêmes accidens n'avaient pas lieu à Strasbourg. Cependant c'est toujours le cas de prendre des précautions ; et si l'on rassemble un grand nombre de malades autour du baquet, il faut qu'il y ait plusieurs magnétiseurs ; il est même nécessaire que l'un d'eux ait des connaissances en médecine. Je pense donc que, dans la pratique domestique du magnétisme, il ne faut point faire usage du baquet pour les maladies nerveuses, mais seulement pour les maladies telles que les fièvres intermittentes, l'hydropisie, les engorgemens glanduleux, les douleurs de rhumatisme, l'affaiblissement, le défaut de circulation, etc. Dans celles-ci, il sera très-utile au malade d'aller tous les jours se charger de magnétisme au baquet, pour être ensuite magnétisé par la manipulation directe.

Quant à la chaîne, il faut pour qu'elle soit efficace plusieurs conditions qu'il est souvent difficile de remplir : 1° que tous ceux qui la composent soient en bonne santé; 2° que tous prennent intérêt au malade; 3° qu'aucun d'eux ne contrarie l'action, soit par sa curiosité, soit en voulant exercer une influence particulière. Toutes ces conditions ayant été remplies dans quelques traitemens que j'ai faits, j'en ai obtenu des effets très-énergiques et très-salutaires. Mais, dans le cas où l'une de ces conditions manquait, j'ai reconnu qu'elle était plus nuisible qu'utile.

Dans les maladies du système lymphatique, dans celles d'atonie, etc., il est sans doute utile d'avoir recours à la chaîne, si l'on peut en former une bonne. Dans les maladies du système nerveux ou de certains viscères, maladies dont le traitement présente des crises, et surtout dans celles où le somnambulisme s'annonce, il faut absolument que le malade n'ait auprès de lui que son magnétiseur, et la personne qu'il aura dès le commencement choisie pour assister aux séances.

Il est essentiel que la plus parfaite harmonie règne dans un traitement magnétique, et cela ne saurait être qu'autant que tout est dirigé par une volonté unique, à laquelle tous les autres se réunissent. Il suit de là que dans un traitement magnétique, quel que soit le nombre des malades et celui des magnétiseurs, il ne doit y avoir qu'un seul chef, auquel tous ceux qui coopèrent à l'action seront soumis pendant la durée de la séance. Si celui qui a établi le traitement et qui s'est chargé de le diriger a pour coopérateur des magnétiseurs plus instruits ou plus forts que lui, il ne les invitera point à jouer le premier rôle; et ceux-ci se garderont bien d'exercer une influence directe. Ils se regarderont seulement comme les aides et les instrumens du chef, ils magnétiseront sous sa direction, en suivant les procédés qu'il leur indiquera. L'observation de cette règle est surtout importante lorsqu'on a des somnambules. J'y reviendrai en parlant du somnambulisme.

Je ne dois point terminer ce chapitre sans dire un mot d'un instrument dont les magnétiseurs se servaient beaucoup autrefois, et dont ils font aujourd'hui peu d'usage, à cause des plaisanteries dont il a été le sujet. C'est une baguette d'acier, en cône alongé, de dix à douze pouces de longueur, d'environ cinq lignes de diamètre à une extrémité, et deux lignes à l'autre. On la tient de manière que le gros bout soit dans le creux de la main, et que les doigts alongés la touchent par leurs extrémités. On s'en sert pour diriger le fluide à distance, pour fixer sur tel ou point l'action des cinq doigts réunis. On s'en sert aussi pour magnétiser de l'eau ; ce qui se fait en la plongeant dans le vase jusqu'à la moitié de sa longueur, et en agitant l'eau circulairement. Cette baguette n'est point nécessaire, mais elle est souvent commode et quelquefois très-utile. J'ai vu un malade qui sentait dans l'intérieur de la poitrine tous les mouvemens que je faisais en la dirigeant. J'en ai vu d'autres qui trouvaient l'action trop vive.

Quelques magnétiseurs se servent de baguettes de verre en forme de fuseau. Elles sont aussi bonnes que les baguettes d'acier ; peut-être même sont-elles préférables (1).

On a quelquefois employé des baguettes de fer aimantée, et l'on prétend qu'elles agissent avec

(1) La propriété conductrice des baguettes de verre prouve évidemment qu'il n'y a point d'analogie entre le fluide du magnétisme animal et le fluide électrique ou galvanique.

plus de force ; mais il est certain qu'elles ne conviennent pas à tous les malades. Je ne les conseille donc point. La baguette est destinée à diriger et concentrer le fluide du magnétisme, et non à le modifier par une influence étrangère.

Le magnétiseur qui veut faire usage de la baguette doit en avoir une à lui, et ne la prêter à personne, pour qu'elle ne soit pas chargée de différens fluides. Cette précaution est plus importante qu'on ne le croit communément.

CHAPITRE V.

Du Somnambulisme, et du parti qu'on peut en tirer.

Tout le monde sait que certaines personnes marchent, parlent et agissent pendant le sommeil, et que lorsqu'elles sont éveillées elles ne conservent aucun souvenir de ce qu'elles ont fait. On donne à ces personnes le nom de somnambules, qui signifie marchant pendant le sommeil, et à l'état dans lequel elles se trouvent le nom de somnambulisme. La disposition à cet état a été considérée comme une affection nerveuse qu'il est essentiel de combattre, à cause des accidens qui peuvent en être la suite.

La ressemblance apparente du somnambulisme spontané avec une crise que le magnétisme produit souvent, a fait donner à cette crise le nom de *somnambulisme magnétique*. On aurait pu trouver un nom plus convenable, mais comme ce nom est reçu depuis quarante ans, il est inutile de le changer.

Le somnambulisme magnétique, que nous nommerons tout simplement *somnambulisme*, parce qu'il ne peut y avoir d'équivoque dans cet écrit, est un mode d'existence pendant lequel celui qui s'y trouve a l'air de dormir. Si son magnétiseur lui parle il répond sans se réveiller ; il peut même exécuter divers mouvemens, et lorsqu'il revient à l'état naturel il ne conserve aucun souvenir de ce qui s'est passé. Ses yeux sont fermés, il n'entend ordinairement que ceux qu'on a mis en rapport avec lui. Les organes extérieurs de ses sens sont tous ou presque tous assoupis, et cependant il éprouve des sensations, mais par un autre moyen. Il réveille en lui un sens intérieur, qui est peut-être le centre des autres, ou une sorte d'instinct qui l'éclaire sur sa conservation. Il est soumis à l'influence de celui qui le magnétise, et cette influence peut être utile ou funeste, selon les dispositions et la conduite du magnétiseur (1).

Le somnambulisme présente des phénomènes variés à l'infini. On peut voir la description de ces phénomènes dans un grand nombre d'ouvrages publiés sur le magnétisme. Ce n'est point ici le lieu

(1) Il y a des exceptions au caractère que nous donnons ici, mais elles sont extrêmement rares.

de les décrire. Mon but est seulement d'enseigner les moyens d'obtenir de cette crise les résultats les plus utiles, sans s'exposer jamais au moindre inconvénient.

De toutes les découvertes qui ont fixé l'attention depuis l'antiquité la plus reculée, celle du somnambulisme est certainement la plus propre à nous éclairer sur la nature et les facultés de l'homme. Les phénomènes qu'elle nous a fait observer démontrent la distinction des deux substances, la double existence de l'homme intérieur et de l'homme extérieur dans un seul individu ; ils offrent la preuve directe de la spiritualité de l'âme, et la réponse à toutes les objections qu'on a élevées contre son immortalité ; ils rendent évidente cette vérité connue des anciens sages, et si bien exprimée par M. de Bonald, que l'homme est une intelligence servie par des organes. Cet avantage est inapppréciable, surtout dans un temps où des esprits audacieux n'ont pas craint d'employer les recherches de la physiologie à ébranler la certitude du sentiment intérieur qui nous révèle la dignité de l'homme, sa suprématie dans l'ordre de la création, sa liberté morale; sentiment qui est le fondement de la sociabilité, et qui nous engage à la pratique de la vertu, en nous montrant dans l'éternité le développement de notre existence terrestre et la récompense des sacrifices faits pour obéir aux inspirations de la conscience. D'un autre côté, le somnambulisme nous fait connaître les moyens de guérir les maladies curales et de soulager celles qui ne le sont pas: il nous sert à rectifier les erreurs de la médecine comme celles de la métaphysique; il nous montre enfin l'origine d'un grand nombre d'opinions antérieures aux expériences qui en ont confirmé la justesse, et il fait rentrer dans l'ordre naturel une multitude de faits que les philosophes dédaignaient d'examiner, soit parce que l'ignorance et la crédulité en avaient altéré quelques circonstances, soit parce que dans les siècles de ténèbres on les avait fait servir de base à la superstition.

Cependant la découverte du somnambulisme ayant été faite, ou plutôt renouvelée de nos jours sans que nous y fussions préparés, et les applications qu'on en peut faire exigeant un esprit méditatif, une grande prudence, des mœurs sévères, des dispositions religieuses, de la gravité dans le caractère, des connaissances positives, et d'autres qualités qui ne s'accordaient point avec l'aimable légèreté et l'imagination mobile des Français, on peut mettre en doute si sa propagation subite n'a pas produit autant de mal que de bien, et s'il n'eût pas mieux valu que ce phénomène merveilleux n'eût pas d'abord été remarqué, et qu'on s'en fût tenu au magnétisme simple, tel que l'enseignait Mesmer, et tel que plusieurs personnes l'avaient pratiqué avant lui, sans trop savoir si elles employaient un agent particulier ou une faculté commune à tous les hommes. Mais il était impossible que ceux qui se livraient à la pratique du magnétisme ne fussent pas frappés tôt ou tard d'un phénomène qui ne pouvait manquer de se présenter de lui-même ; il était également impossible qu'ils ne fussent pas saisis d'enthousiasme à la vue des merveilles qui l'accompagnent, et qu'ils en fissent un secret ; il était enfin impossible que des hommes étrangers aux vrais principes du magnétisme ne cherchassent point à produire les mêmes merveilles pour exercer leur puissance et satisfaire leur curiosité, et qu'ils sussent se renfermer dans les bornes convenables pour éviter les dangers et les erreurs. Il est résulté de là que le magnétisme a souvent été employé, non pour guérir, mais pour obtenir le somnambulisme ; et comme les somnambules ont des facultés et des connaissances que nous n'avons pas, on s'est imaginé qu'ils devaient tout savoir, et on les a consultés comme des oracles. Si, au lieu de se livrer à l'enthousiasme, on eût examiné les phénomènes, en s'éclairant des lumières de la physiologie, on aurait reconnu qu'il est dangereux de pousser trop loin un état pendant lequel il s'opère un changement inexplicable dans les fonctions du système nerveux, dans le jeu des organes, et dans la manière de percevoir et de transmettre la sensation ; que plus la sensibilité est exaltée, plus il faut être sur ses gardes pour éviter ce qui peut augmenter cette exaltation ; qu'à l'extrémité de la carrière que la nature s'est tracée, et qu'elle a la force de parcourir en conservant l'harmonie de toutes les facultés et la suprématie de la raison, se trouve un champ immense ouvert à l'imagination, et dans lequel les illusions prennent la place de la vérité ; que le somnambulisme ne doit être qu'une crise passagère dont il faut se servir sans s'écarter du but pour lequel la nature l'a produite, et que le somnambulisme trop prolongé nous donnerait des habitudes qui ne seraient point en accord avec notre destination ordinaire, et deviendrait lui-même une maladie.

Je n'insisterai point sur ces considérations, dont le développement serait fort étendu. Je me suis proposé d'enseigner ce qui me paraît nécessaire de savoir pour la pratique, sans entrer dans aucune discussion.

Le somnambulisme est connu ; il se présente souvent à la suite du magnétisme : voyons quels sont les moyens d'en tirer toujours le parti le plus utile, et de n'en jamais abuser.

Le premier conseil que je donnerai, c'est celui de ne jamais chercher à produire le somnambulisme, mais de le laisser venir naturellement pour en profiter, s'il a lieu.

Plusieurs magnétiseurs chargent beaucoup la tête pour produire le somnambulisme, et par ce moyen ils parviennent souvent à obtenir un assoupissement forcé, un reflux du sang vers le cerveau, et des demi-crises qui ne sont d'aucune utilité; cette méthode n'est point sans danger. Il vaut mieux employer tout simplement le magnétisme à grands courans, et ne pas plus charger la tête que les autres parties. Si la nature est disposée à cette crise, le fluide se portera lui-même au cerveau, et la disposition au somnambulisme s'annoncera, parce que le malade sera dans un état de calme, que ses yeux se fermeront, et qu'il s'endormira. On peut alors, sans aucun inconvénient, passer cinq ou six fois, à très-peu de distance, l'extrémité des doigts devant les yeux, pour donner plus d'intensité au sommeil.

On demande ensuite au malade comment il se trouve, ou bien s'il dort. Alors il arrive de trois choses l'une, ou il se réveille, ou il ne répond pas, ou il répond.

S'il se réveille, il n'y a pas de somnambulisme, et il n'y faut plus penser pendant le cours de la séance. S'il continue de dormir sans répondre, on peut supposer un commencement de somnambulisme. S'il répond sans se réveiller, et qu'après son réveil il ne se souvienne pas de vous avoir entendu, le somnambulisme est réel.

Dans le cas où le malade continue de dormir sans vous entendre, vous continuerez de magnétiser comme je l'ai indiqué, et vous attendrez, pour lui faire une seconde question, le moment qui précède celui où vous croyez devoir terminer la séance.

S'il ne répond pas plus à cette question qu'à la première, vous le laisserez dormir tranquillement, ou si vous jugez nécessaire de le réveiller, vous vous contenterez de faire pour cela des passes transversales à distance, en l'invitant doucement à se réveiller, et non en lui commandant d'un ton d'autorité.

Si le malade témoigne par un signe qu'il vous entend, sans pourtant vous répondre, vous vous garderez bien de le presser de parler ; il est trop heureux qu'il puisse être quelque temps à lui-même pour se recueillir, s'accoutumer à son nouvel état, et mettre de l'ordre dans ses idées. Seulement vous lui demanderez de vous indiquer par un mouvement de tête s'il veut être réveillé ou s'il veut dormir encore, et vous vous conformerez autant que possible à son désir. Vous continuerez de la même manière dans les séances suivantes. Cependant si cet état de somnambulisme muet se prolonge, vous lui demanderez s'il espère acquérir bientôt la faculté de parler? Si vous le magnétisez bien? S'il se trouve bien du magnétisme? Toutes questions auxquelles il peut répondre par un signe et sans aucun effort.

Soyez maître de vous-même, soyez patient, et gardez-vous d'employer votre volonté à influencer votre malade pour qu'il parle ou pour que son somnambulisme se fortifie. N'ayez qu'une intention, ne formez qu'un vœu, celui de faciliter la guérison, et laissez la nature employer d'elle-même le surcroît de forces que vous lui donnez.

Il arrivera peut-être que le somnambulisme n'ira pas plus loin ; mais qu'importe, votre but n'est pas de rendre votre malade somnambule, mais de le guérir. Si le somnambulisme était nécessaire, si la constitution du malade l'en rendait susceptible, cet état se développerait de lui-même. Observez seulement que ce demi-somnambulisme exige des précautions particulieres, telles que de ne pas laisser approcher du malade ceux qui ne sont pas en rapport avec lui, de ne pas le contrarier, de ne pas le réveiller brusquement, de continuer à vous occuper de lui.

Si votre malade parle, et qu'à la question : *dormez vous ?* il répond *oui*, il est somnambule, mais il ne s'ensuit pas qu'il soit doué de clairvoyance.

On a distingué plusieurs degrés ou plusieurs nuances dans le somnambulisme. Il est inutile de vous occuper de tout cela, et je n'ai pas besoin d'entrer dans cet examen pour vous indiquer la marche la plus simple et la plus sûre, et pour vous enseigner à retirer tous les avantages possibles du somnambulisme, à quelque degré qu'il puisse parvenir.

Lorsque votre somnambule aura répondu affirmativement à la première question : *dormez-vous?* vous pourrez lui en adresser d'autres. Ces questions seront simples, claires, graduées et nettement circonscrites ; elles seront faites lentement, en mettant un intervalle entre elles, et laissant au somnambule tout le temps qu'il veut pour y réfléchir. Si vous avez bien su réprimer chez vous une curiosité qui est toujours plus ou moins nuisible, si vous ne vous étonnez point de voir quelqu'un qui dort vous répondre avec netteté, si vous n'avez d'autre but que de faire du bien, si vous ne songez point à recueillir des observations, vous ne ferez que les questions nécessaires. La réponse qui sera faite aux premières vous en indiquera d'autres, toujours relatives aux moyens de guérir le malade.

Voici un exemple de la série de questions que vous ferez d'abord à votre somnambule :

Vous trouvez-vous bien?

Les procédés que j'emploie vous conviennent-ils?

Voulez-vous m'en indiquer d'autres?

Combien de temps faut-il vous laisser dormir?

Comment faut-il vous réveiller?

Quand faut-il vous magnétiser de nouveau?

Avez-vous quelques conseils à me donner?

Croyez-vous que je réussirai à vous guérir?

Voilà certainement assez de questions pour le premier jour où le somnambulisme se sera montré. A la séance suivante il doit se montrer plus vite; vous ne chercherez pourtant pas à le ramener promptement en chargeant la tête. Vous emploierez d'abord le magnétisme à grands courans, et lorsque votre somnambule vous aura dit qu'il dort, vous lui laisserez encore quelque temps pour se recueillir.

Alors, après avoir répété quelques-unes des questions précédentes, vous lui demanderez s'il voit son mal? S'il vous dit *oui*, vous l'inviterez à vous le décrire; s'il vous dit *non*, vous l'engagerez à chercher à le voir, et vous soutiendrez son attention. Vous prendrez garde de ne pas tourner vos questions de manière à lui suggérer des réponses qu'il pourrait faire sans avoir réfléchi, ou par paresse, ou pour vous plaire; vous ne l'occuperez absolument que de lui-même, de sa maladie et des moyens de la guérir.

Une fois qu'il vous aura expliqué ce qu'il pense de la nature de son mal, de ses causes, de ses suites, des crises auxquelles il s'attend, vous lui demanderez de chercher les remèdes qu'il est à propos de joindre au magnétisme; vous l'écouterez avec attention ; vous prendrez note de ce qu'il vous dira, si vous craignez de l'oublier ; vous lui demanderez s'il est bien sûr de l'effet que produiront ses prescriptions; et si dans le nombre il se trouvait quelque chose qui vous parût ne pas convenir, vous lui proposeriez vos objections.

Vous aurez soin surtout de vous bien informer des crises qui doivent amener sa guérison, pour n'être jamais alarmé de celles qu'il aura annoncées, et pour bien savoir le moyen de les calmer.

Vous serez exact à le magnétiser aux heures qu'il aura indiquées, et par les procédés qu'il aura jugés convenables. Vous lui demanderez quelles sont les choses qu'il faut lui laisser ignorer, quelles sont celles dont il est à propos de le prévenir, et quels moyens il faut prendre pour lui faire exécuter ses prescriptions.

Lorsqu'il sera éveillé vous lui laisserez entièrement ignorer qu'il est somnambule, et vous ne lui laisserez pas soupçonner qu'il a parlé, à moins que de lui-même il ne vous ait expressément recommandé de l'en avertir, soit pour le rassurer sur quelque chose qui l'inquiète, soit pour le déterminer à suivre un régime, ou à faire une chose utile, et qui le contrarie dans l'état de veille. Dans ce cas même vous ne lui direz que ce qu'il a cru absolument nécessaire de savoir, et vous le prierez de n'en parler à personne. Il est assez rare qu'un malade ait la curiosité d'être informé de ce qu'il a dit en somnambulisme; je crois même que cela n'arrive jamais, lorsque, pendant ce somnambulisme, le magnétiseur lui a défendu de s'en occuper à son réveil.

Je vous ai indiqué le genre de conversation que vous devez avoir avec votre somnambule; je ne saurais trop insister sur un point duquel dépendent en grande partie le développement et la direction de ses facultés. Je ne puis donner des conseils sur les détails, parce qu'ils ne seraient pas également applicables à tous les cas : mais il est une règle générale dont vous ne devez jamais vous écarter; c'est de ne vous permettre absolument aucune question de curiosité, aucun essai pour prouver la lucidité de votre somnambule, de lui parler uniquement de son mal, de diriger toute son attention sur les moyens qu'il doit prendre pour se guérir. Sa guérison est votre objet essentiel, votre but principal; ne vous en écartez pas un moment.

Je sais qu'on peut quelquefois profiter de la confiance d'un somnambule pour combiner avec lui les moyens de corriger ses défauts, de rendre sa conduite plus régulière, de rompre des liaisons dangereuses, d'appliquer enfin à son état de veille la morale élevée qu'il développe en somnambulisme; en cela on ne s'écartera point de la règle que j'ai prescrite, on lui donnera seulement plus d'extension. En effet, il est alors question de prévenir ou de guérir un mal moral, plus nuisible encore qu'un mal physique, et qui souvent aggrave ce dernier; vous êtes dans l'ordre, puisque vous n'avez absolument d'autre but, d'autre idée que de faire du bien à celui que vous magnétisez, et que vous ne l'occupez que de ce qu'il y a de plus essentiel pour lui.

Les facultés des somnambules sont limitées : on peut regarder leur pénétration surprenante comme l'effet d'une concentration sur un seul genre de sensations, sur un seul ordre d'idées; plus leur attention se disperse sur divers objets, moins ils en donnent à l'objet essentiel.

Si votre somnambule paraît disposé à s'occuper d'objets étrangers à sa santé, employez votre volonté pour l'en détourner; ne l'écoutez pas, et surtout n'ayez pas l'air de vous étonner des preuves qu'il vous donne de sa lucidité. Vous exciteriez sa vanité, et cela est très-dangereux; car une fois que vous aurez éveillé chez lui ce sentiment, auquel les somnambules sont en général très-enclins, vous ne pourrez plus compter sur rien.

Dans l'état de somnambulisme la sensibilité morale est ordinairement beaucoup plus vive, et les somnambules sont souvent disposés à s'abandonner à des idées ou à des sentimens qui les ont affectés dans l'état de veille; tâchez de les en distraire, ou du moins ne dites et ne faites rien qui puisse favoriser cette disposition.

Il est des somnambules doués d'une clairvoyance surprenante, et qui se porte sur des objets éloignés, entièrement étrangers à ce qui les intéresse dans l'état de veille; mais ces somnambules sont rares, et ce n'est qu'avec beaucoup de précaution et de réserve qu'on doit s'en rapporter à eux. Je reviendrai sur ce sujet après avoir terminé ce que j'ai à dire sur les somnambules ordinaires.

Il serait avantageux que le somnambule fût seul avec son magnétiseur. Comme dans la plupart des circonstances cela ne peut convenir, vous aurez soin de n'avoir qu'un témoin, qui soit toujours le même, et qui prenne intérêt au malade. Vous écarterez les témoins inutiles, tous les curieux, et surtout les incrédules. Il serait impossible qu'ils ne détournassent pas votre attention. Celui qui sait qu'on le regarde n'agit point avec la même simplicité, avec la même liberté, que celui qui se croit seul. L'idée du jugement que porteront les spectateurs l'occupe de temps en temps malgré lui, et cela l'empêche de concentrer toutes ses facultés sur un seul objet. Vous magnétiserez d'autant moins bien qu'on vous observera davantage.

Si vous avez un médecin à qui vous ayez fait

part de l'essai que vous faites du traitement magnétique, et qui vous ait même engagé à y avoir recours, vous aurez sûrement le désir de lui montrer votre somnambule, soit pour le convaincre des effets que vous produisez, soit pour le faire raisonner sur le caractère de la maladie; gardez-vous de céder à cette fantaisie, qui se présente à vous comme ayant un but utile, et qui a réellement sa source dans la vanité. Rien n'est plus nuisible à un somnambule que la présence d'un médecin qui n'est pas familiarisé avec les procédés et les phénomènes du magnétisme. Le médecin et le somnambule ne parlent pas le même langage; ils ne voient pas de la même manière. Votre somnambule voudra convaincre le médecin, il mettra dans sa conversation beaucoup d'adresse, il cherchera à répondre à toutes les difficultés, il perdra cette simplicité qui est nécessaire pour sa clairvoyance, il sortira de la route que la nature lui traçait, il fera usage de toutes les ressources de son esprit, et il cessera d'avoir, au même degré, les facultés qui lui sont vraiment utiles. Rendez compte au médecin de ce qui se passe; vous ferez bien : mais bornez-vous à des récits simples et sincères. Ce qu'il ne croira pas sur votre rapport, il ne le croira pas mieux quand il l'aura vu, à moins qu'il n'ait fait des expériences, et toute expérience est extrêmement nuisible.

Aux raisons que je viens de donner pour écarter

toute espèce de témoins, je puis en ajouter une qui est encore plus forte que les autres.

Il y a chez la plupart des somnambules un développement de sensibilité dont nous ne pouvons nous faire une idée. Ils sont susceptibles d'éprouver l'influence de tout ce qui les environne, et principalement des êtres vivans. Ils sont non-seulement affectés par les émanations physiques ou effluves des corps, mais aussi, et à un degré bien plus étonnant, par la pensée et par les sentimens de ceux qui les entourent ou qui s'occupent d'eux.

Si vous êtes seul avec un somnambule, et qu'on laisse entrer quelqu'un, le somnambule s'en aperçoit ordinairement; quelquefois la personne qui entre lui est indifférente, d'autres fois il éprouve pour elle de la sympathie ou de l'antipathie : dans tous les cas cela diminue sa concentration. S'il y a sympathie, son attention est partagée : s'il y a antipathie, il souffre. Si l'étranger est un incrédule qui ait des soupçons sur la bonne foi du somnambule, ou qui se moque intérieurement de ce qu'il voit, le somnambule se trouble, il perd sa lucidité. Si plusieurs témoins environnent le somnambule et s'occupent de lui, le fluide de chacun d'eux agit sur son organisation, et comme ces divers fluides ne sont point en harmonie, il en éprouve des effets discordans. Si l'on n'a autour de soi que des personnes qui désirent la guérison du malade, qu'on les magnétise toutes pour les mettre en rapport, et que toutes soient en bonne santé, le somnambule pourra n'en être nullement inquiété; mais on empêchera difficilement que plusieurs des spectateurs ne s'occupent souvent d'autre chose que de lui. Or, chaque fois qu'ils s'occuperont d'autre chose ils rompront le rapport, et ces interruptions produisent des secousses qui dérangent la marche tranquille du somnambulisme. Quelquefois parmi les spectateurs il se trouve quelqu'un qui inspire au somnambule une affection particulière, et qui va jusqu'à l'exaltation; et cela le détourne de s'occuper de lui-même; la volonté du magnétiseur n'étant plus seule agissante, il n'exerce plus le même empire, et le somnambulisme prend un caractère désordonné. La plupart des somnambules, même entre les mains de bons magnétiseurs, ont perdu une partie de leurs facultés parce qu'on les a laissés voir successivement à plusieurs personnes.

J'ai dit à la fin du chapitre précédent que dans un traitement magnétique il ne devait y avoir qu'une seule volonté agissante, à laquelle toutes les autres seraient subordonnées. C'est surtout lorsqu'on a des somnambules que l'observation de cette règle est essentielle. M. de Puységur n'a pas manqué d'en avertir; et cependant plusieurs magnétiseurs instruits n'y font pas toujours assez d'attention. Quant à ceux qui essaient pour la première fois, il est presque impossible qu'ils en sentent l'importance, et que le désir même de s'éclairer sur les moyens de faire plus de bien ne les écarte pas de la route qui les conduirait le plus sûrement à leur but.

Je crois devoir entrer dans quelques détails à ce sujet.

Lorsqu'une personne qui n'a point d'expérience obtient pour la première fois quelques-uns des effets singuliers qui précèdent ordinairement le somnambulisme lucide, elle pense qu'il lui serait utile de connaître un magnétiseur exercé; si elle peut en découvrir un, elle le prie de venir assister aux séances, pour lui donner des conseils. Cette conduite, qui est inspirée par un motif très-louable, exige pourtant des précautions, et je ne puis indiquer ces précautions qu'en rappelant l'attention sur deux phénomènes dont un grand nombre d'expériences magnétiques démontrent la réalité.

1° Les somnambules, ou les personnes qui sont dans l'état magnétique, sentent l'influence de ceux qui les approchent, surtout si ceux-ci ont une volonté active.

2° Les personnes qui ont l'habitude de magnétiser émettent naturellement le fluide hors d'elles, et agissent fortement, même sans intention déterminée sur celles qui sont dans l'état magnétique.

Il suit de là que la présence d'un magnétiseur

n'est jamais indifférente, et que dans certaines circonstances elle peut être plus nuisible que celle d'un simple curieux. Si le magnétiseur désapprouve quelques-uns de vos procédés, s'il contrarie votre action d'une manière quelconque, il fera mal à votre somnambule. Toutefois cet inconvénient peut être évité s'il en est prévenu, s'il est attentif sur lui-même, et si de votre côté vous prenez les précautions nécessaires.

Lors donc que, désirant prendre les conseils d'un magnétiseur, vous l'aurez appelé pour qu'il voie votre somnambule, il faut que ce magnétiseur se mette en rapport avec vous, qu'il soumette sa volonté à la vôtre, qu'il se garde bien d'agir par lui-même, qu'il ne s'occupe que de concourir au bien que vous voulez faire, qu'il ne cherche point la raison des procédés que vous employez, qu'il ne prétende nullement vous diriger, que rien de lui n'arrive à votre somnambule que par vous. Lorsque la séance sera finie, ce magnétiseur pourra vous faire ses observations, vous donner ses conseils, et, après avoir réfléchi sur les principes qu'il vous aura donnés, vous pourrez vous les approprier et en faire usage.

J'ai raconté dans mon *Histoire critique*, tom. I, chapitre IV, ce qui m'arriva la première fois que je produisis le somnambulisme. J'étais bien novice. J'invitai un magnétiseur élève de Mesmer, et qui avait beaucoup de force, à m'indiquer les moyens de faire parler mon somnambule ; il vint le voir ; il ne le toucha point, et cependant il exerça sur lui une telle influence, que la marche du somnambulisme fut entièrement dérangée, et que mon jeune somnambule, qui aurait été dans quelques jours de la clairvoyance la plus extraordinaire, cessa de développer ses différentes facultés, pour acquérir subitement celle de s'exprimer par des paroles, et qu'il ne fit plus aucun progrès. Puisse l'instruction que je donne aujourd'hui faire éviter aux autres les nombreuses fautes que j'ai commises avant de m'être éclairé par ma propre expérience!

Je pourrais entrer ici dans beaucoup de détails sur le caractère essentiel du somnambulisme, sur la cause générale des innombrables modifications qu'il présente, sur ce qui le distingue des états de veille, de sommeil, de délire, et sur les passages de l'un de ces états à l'autre ; mais j'ai résolu de m'abstenir de toute théorie, et de me borner à donner les préceptes que je crois vrais, sans expliquer les raisons qui me les ont fait adopter. Je dirai donc tout simplement :

Si votre malade devient somnambule, n'ayez auprès de vous que le témoin que vous avez admis dès le commencement, et qui est en rapport avec vous. Refusez absolument de le montrer à des curieux, et ne laissez approcher personne de lui que dans le cas où cela serait utile, et avec les précautions que j'indiquerai bientôt. Ne lui faites que des questions relatives à sa santé, et graduez ces questions de manière à ne pas le fatiguer. Ne cherchez point à voir des merveilles; défendez-vous surtout de la fantaisie de raconter celles que vous aurez vues. Vous pourrez vous donner cette satisfaction quand le traitement sera fini; mais jusqu'alors vous ne devez songer qu'à la guérison.

Si votre somnambule se prescrit des remèdes, vous combinerez avec lui les moyens qu'il faut prendre pour le déterminer à les faire lorsqu'il sera éveillé.

Si parmi ces remèdes il en est que vous ne puissiez vous procurer, ou dont l'emploi présente de trop grandes difficultés, vous l'engagerez à en substituer d'autres. S'il vous demandait de le magnétiser à une heure ou dans une circonstance où cela ne vous serait pas possible, vous lui expliqueriez les raisons qui s'y opposent, et vous le détermineriez à chercher le moyen de suppléer à votre présence dans le moment où il croit qu'elle lui serait nécessaire.

Il est des somnambules qui, après avoir annoncé que leur état était extrêmement grave, le considèrent avec une sorte d'indifférence, et ne veulent pas se donner la peine de chercher le remède. Il en est d'autres qui éprouvent de la répugnance à examiner leur mal; la vue du désordre qu'ils aperçoivent dans leurs organes intérieurs les effraie. Si ce cas se présente, vous ne partagerez point les craintes de votre somnambule; vous emploierez la puissance de votre volonté pour le déterminer à porter l'examen le plus scrupuleux sur sa maladie, à considérer sans effroi l'intérieur de son corps, comme si son corps lui était étranger, à faire des efforts pour découvrir les moyens de guérison. Si vous avez du calme, si vous savez vouloir, votre somnambule vous obéira certainement, il se rassurera, il vous expliquera le danger actuel et les moyens d'y remédier : peut-être ne réussirez-vous pas à le guérir, mais vous lui procurerez tout le soulagement possible, et vous saurez à quoi vous devez vous attendre : ne perdez pas l'espérance lors même qu'il vous affirmerait que sa maladie est incurable : on a vu souvent des somnambules dire dans les premières séances qu'il était impossible de les arracher à la mort, et trouver ensuite les moyens de se rétablir.

Lorsque votre somnambule vous fera la description de sa maladie, vous l'écouterez sans l'interrompre : vous lui demanderez ensuite de vous exposer plus clairement et plus en détail ce que vous n'aurez pas bien compris : vous l'interrogerez sur les choses qu'il est nécessaire que vous sachiez pour le bien conduire; mais vous n'irez pas au-delà. Ne lui faites point de questions anatomiques : il sent où est le siége de son mal : il voit la lésion qui existe dans une partie ; mais il est rare qu'il voie la situation, la forme et le tissu des organes, surtout de ceux qui ne sont point attaqués. Si vous le faites parler là-dessus, vous n'obtiendrez de lui que des aperçus vagues, et peut-être erronnés. Il ne se trompera ni dans l'annonce d'une crise, ni dans l'indication d'un remède, ni dans celle des effets que ce remède doit produire; mais il pourrait bien vous donner des explications d'autant plus ridicules que vous l'écouteriez avec plus d'intérêt. Ce n'est point pour dissiper vos doutes que vous interrogez votre somnambule, car vous ne devez point avoir de doutes, et si vous en aviez vous magnétiseriez fort mal; ce n'est point non plus pour satisfaire votre curiosité, car elle vous détournerait de l'objet principal; ce n'est pas enfin pour acquérir des connaissances de physiologie, d'anatomie ou de médecine, car ce que dit un somnambule ne peut s'appliquer qu'à lui. Bornez-vous à savoir ce qui est nécessaire pour sa guérison, et prenez garde de ne pas laisser errer son imagination sur des objets étrangers. S'il s'occupe de personnes absentes, ramenez-le à ce qui le regarde, sans vous émerveiller de la faculté qu'il a de voir à distance et sans chercher de nouvelles preuves de cette faculté.

Il y a des circonstances qui autorisent le magnétiseur à admettre quelqu'un à son traitement; il y en a même qui lui en font un devoir. Je vais en citer des exemples, et dire comment on doit se conduire dans ces cas-là.

Si votre somnambule vous parle souvent d'une personne qui l'intéresse, qu'il vous prie de l'amener auprès de lui, et que vous n'y voyiez aucun inconvénient, vous céderez à ses désirs. Ainsi une femme somnambule pourra se montrer continuellement occupée de sa fille, dont l'état de santé l'inquiète, et à qui elle veut donner des conseils; vous ne vous refuserez point à la faire entrer et à la mettre en rapport; j'en dis autant pour son mari, pour une amie intime, etc.

Si votre somnambule donne des preuves d'une lucidité remarquable, et qu'il vous affirme qu'il est en état de connaître la maladie d'un autre comme la sienne, et que cette consultation ne le fatiguera point, vous pouvez y con·entir, pour rendre service à une personne qui le désire et qui a de la confiance. Mais ces consultations doivent être rares, et l'on ne doit jamais se permettre d'en faire deux le même jour. On doit éviter aussi de confier à la fois au somnambule la direction de plusieurs malades. Il serait difficile qu'il prît à tous le même intérêt, qu'il s'identifiât alternativement avec chacun d'eux, et qu'il les conduisît bien. Au reste, cela dépend des facultés du somnambule (1). Dans tous les cas il faut prendre garde de ne pas le fatiguer.

Avant de présenter un malade à votre somnambule, vous lui ferez toucher quelque chose que ce malade aura porté, pour qu'il vous dise s'il n'éprouve point de répugnance, et s'il ne voit aucun danger à se mettre en communication avec lui. Quand vous aurez introduit le malade, vous exigerez qu'il ne parle que de sa santé; et si la conversation prenait une autre tournure vous vous y opposeriez.

Vous ne permettrez pas qu'on donne à votre somnambule des marques de reconnaissance; il faut qu'il ne soit mû par aucun autre intérêt que celui de faire du bien.

Vous ne laisserez magnétiser votre somnambule par qui que ce soit; les somnambules qui sont en rapport avec plusieurs magnétiseurs finissent par perdre leur lucidité.

Si des affaires indispensables vous forçaient à interrompre le traitement de votre somnambule, vous vous entendriez avec lui pour trouver quelqu'un qui pût vous remplacer. Si l'interruption ne devait être que de quelques jours, le magnétiseur

(1) La sensibilité, la clairvoyance, la capacité d'attention, diffèrent prodigieusement dans les divers somnambules, et dans le même somnambule à diverses époques.

qui vous remplacerait n'agirait qu'en votre nom, d'après vos vues et votre méthode, et sous votre direction. Si l'interruption devait être longue, vous lui céderez entièrement votre somnambule.

Si votre somnambule a des caprices, vous vous y opposerez en lui exprimant votre volonté, sans discussion, sans dispute. Vous ne devez jamais vous laisser dominer par lui; vous devez lui céder dans tout ce qui est pour son bien, et résister à ses fantaisies. Vous êtes pour lui une Providence attentive et bienveillante, mais juste et inflexible.

Si votre somnambule a des peines morales qui aggravent sa maladie, vous chercherez avec lui le moyen de les alléger ; vous le consolerez et vous profiterez de sa confiance pour adoucir ses chagrins et pour en détruire la cause. S'il avait quelques inclinations que vous désapprouvassiez, vous emploieriez votre ascendant sur lui pour les vaincre.

Vous éviterez avec le plus grand soin de pénétrer les secrets de votre somnambule, lorsqu'il n'est pas évidemment utile pour lui que ces secrets vous soient connus. Je n'ai pas besoin d'ajouter que si votre somnambule vous dit des choses qu'il ne vous dirait pas dans l'état de veille, vous ne vous permettrez jamais d'en faire confidence à qui que ce soit, pas même à votre ami le plus intime.

J'ai dit que si le somnambule se prescrivait des

remèdes qui parussent contraires à son état, le magnétiseur ne devait pas s'en rapporter à son premier aperçu ; je dois insister sur ce point.

Il est infiniment rare qu'un somnambule s'ordonne un remède qui lui serait nuisible, et même qu'il se trompe sur les doses ; cependant cela peut arriver, car il y en a des exemples ; et quand cela n'arriverait qu'une fois sur mille, ce serait toujours une raison de prendre les plus grandes précautions. Je vais exposer les causes possibles des méprises, et le moyen d'en prévenir les conséquences.

L'état de somnambulisme n'est pas toujours accompagné d'une clairvoyance parfaite, et cette clairvoyance, lorsqu'elle se manifeste de la manière la plus surprenante, est souvent relative à un certain ordre d'idées, et variable dans son intensité. Pour qu'elle s'exerce, il faut que le somnambule concentre ses facultés sur un seul objet, sans distraction, sans trouble, sans qu'une influence étrangère dérange la marche de son intelligence. Il faut que l'intérêt qu'il prend à ce dont il s'occupe le détermine à faire des efforts d'attention, à vaincre sa paresse, à s'affranchir de tous les préjugés de l'état de veille. On me dira que l'intérêt que le somnambule prend à sa santé doit l'emporter sur tout ; qu'il doit voir son propre corps plus distinctement que toute autre chose, et que s'il existe en lui une faculté instinctive, c'est sur ses besoins qu'elle doit s'exercer. Cela paraît devoir être, et cependant cela n'est pas toujours.

Plusieurs somnambules aiment mieux s'occuper des autres que d'eux-mêmes, soit par un excès de bienfaisance, soit par vanité. D'autres répugnent à examiner leur maladie et les suites qu'elle peut avoir ; d'autres enfin paraissent attacher peu de prix à leur guérison ; ils pensent qu'ils seront plus heureux lorsque leur âme sera affranchie des liens de la matière. Le magnétiseur, au lieu de s'émerveiller de cette sorte d'exaltation, doit employer toute la puissance de sa volonté à la faire cesser, et à déterminer le somnambule à s'occuper uniquement de sa santé. Tout ce que j'ai dit dans ce chapitre tend à faire sentir l'importance de ces principes, et si mes lecteurs m'accordent de la confiance, ils se garantiront de l'enthousiasme, qui est bien plus dangereux que l'incrédulité.

Mais en supposant qu'un somnambule ne s'occupe que de son état physique et de sa guérison ; en supposant que sa clairvoyance soit réelle, et qu'il parle d'après ses sensations actuelles, et non d'après des préjugés antérieurs, il peut encore se tromper dans le traitement qu'il se prescrit, et cela tient à une cause sur laquelle il est essentiel d'appeler l'attention.

Il arrive souvent qu'un malade qu'on a mis en somnambulisme est atteint à la fois de plusieurs maladies très-dangereuses, et que le traitement qui conviendrait à l'une ne convient pas à l'autre. Le somnambule s'occupe d'abord de l'organe le plus affecté, de la maladie la plus grave et la plus douloureuse; il fixe son attention sur ce qui l'inquiète le plus, et se prescrit des remèdes en conséquence, sans examiner s'ils ne sont pas nuisibles d'ailleurs. J'en ai vu dernièrement un exemple. Une somnambule qui avait la poitrine attaquée et l'estomac absolument délabré, s'est ordonné pour son estomac un remède qui aurait probablement aggravé la maladie de poitrine. Le magnétiseur lui a fait des observations; elle est convenue que ces observations étaient justes; elle a différé l'emploi du remède qu'elle s'était ordonné, et quinze jours après elle s'est écriée d'elle-même : « Oh! que je suis heu-« reuse que vous m'ayiez détournée de prendre le « remède auquel j'avais pensé! maintenant l'état « de ma poitrine me permet d'en faire usage. » Elle s'est en effet guérie; elle ne le serait pas si le magnétiseur eût été moins prudent.

Règle générale. Lorsqu'un somnambule est affecté de plusieurs maux, il est naturellement porté à fixer son attention sur celui qui lui paraît le plus grave.

Voici maintenant les précautions par lesquelles on est assuré de prévenir les dangers qui peuvent naître de trop de précipitation ou d'une aveugle confiance.

Si votre somnambule se prescrit un remède qui vous paraisse contraire à son état, vous lui ferez vos objections, vous l'engagerez à examiner successivement, et avec la plus grande attention, l'état de ses organes, et à vous en rendre compte ; vous lui demanderez de vous expliquer les motifs qui l'ont déterminé à choisir tel ou tel remède, et de vous décrire avec précision les effets qu'il en attend. Vous lui présenterez le remède, vous le lui ferez toucher et goûter ; vous lui demanderez de vous indiquer la dose, non-seulement par le nom d'une mesure ou d'un poids, mais en vous montrant la quantité dont il veut faire usage. Si, après toutes ces précautions, il persiste, vous pouvez vous en rapporter à lui.

Il me semble impossible que, dans l'état de somnambulisme, un individu ait le projet criminel de terminer son existence, et je ne saurais croire qu'après avoir soigneusement examiné une substance délétère, il ne la repousse pas. Cependant s'il arrivait que la prescription du somnambule présentât un danger imminent pour sa vie, il est évident que le magnétiseur ne devrait pas s'y conformer. Des preuves réitérées d'une grande clairvoyance et d'une grande pureté d'intention sont sans doute des motifs de confiance bien puissans ; mais elles ne nous donnent point cette entière certitude qui peut seule nous autoriser à faire usage d'un moyen occulte, dans le cas où une erreur aurait des conséquences funestes (1).

Les somnambules s'ordonnent souvent des remèdes dont ils ont entendu parler, ou dont ils ont autrefois fait l'essai, et auxquels on pourrait en substituer d'autres beaucoup plus efficaces. On doit alors appeler leur attention sur ce qui paraît mieux convenir, et discuter les motifs de leur choix.

Je pourrais ajouter beaucoup de choses sur la direction des somnambules, mais je crois qu'elles se déduisent naturellement des principes que j'ai établis.

(1) Une épileptique, qu'on traitait par le magnétisme à la Salpétrière, a indiqué, comme le seul moyen de la guérir, d'exciter chez elle, dans les circonstances les plus critiques, et par des moyens violens, une frayeur qui devait naturellement mettre sa vie dans le plus grand danger. Elle a pendant trois mois persisté à demander la même chose; on s'est enfin décidé à suivre son avis, et on a obtenu la guérison. Mais ceux qui ont pris ce parti étaient d'habiles médecins; ils connaissaient l'état désespéré de la malade; ils ne l'avaient jamais vue se tromper; ils jugeaient que la secousse indiquée pouvait produire une crise salutaire qu'on n'aurait pu obtenir par aucun autre moyen, et leur profession les autorisait à calculer les chances de danger et de succès. Un magnétiseur non médecin n'aurait pu prendre sur lui une telle responsabilité.

Je reviens à la manière d'employer les procédés lorsqu'on a produit le somnambulisme.

Le somnambule indique toujours les procédés qui lui conviennent; ainsi il ne peut y avoir d'incertitude là-dessus. Quelquefois ces procédés sont très-pénibles et très-fatigans pour le magnétiseur ; ils exigent de sa part de la patience, du courage et du dévouement; et pourtant ils sont indispensables pour développer et terminer heureusement une crise essentielle à la guérison ; mais cela est assez rare. La plupart du temps la nature travaille seule pendant le somnambulisme, et l'on n'a besoin que de tenir les pouces au somnambule, ou de lui poser la main sur les genoux, ou même de s'occuper de lui.

Il ne faut le magnétiser qu'autant de temps qu'il le juge utile, aux jours et aux heures qu'il indique. S'il est essentiel de ne point interrompre une crise commencée, il est souvent nuisible de la prolonger au-delà du temps nécessaire.

Il est des somnambules qui craignent l'impression d'une lumière trop vive; j'en ai vu même qui se faisaient mettre un bandeau ; mais il en est d'autres qui éprouvent de la fatigue par la clôture des paupières, et qui demandent qu'on leur ouvre les yeux ; le magnétiseur y réussit en faisant sur les yeux des passes en travers, sans que cela diminue l'intensité du somnambulisme. Le somnambule semble alors être dans l'état naturel; mais il faut veiller sur lui avec les précautions qu'il indique. Il est des cas où ce somnambulisme non apparent peut être fort utile, comme nous le verrons bientôt.

Lorsqu'on veut demander quelque chose au somnambule, il faut exprimer sa volonté par des paroles. Les bons somnambules entendent la volonté sans qu'on leur parle. Mais pourquoi employer ce moyen sans nécessité? C'est une expérience; et l'on doit s'être fait une loi de s'interdire toute expérience. Je conviens qu'il y a des cas où il est utile d'employer la seule influence de la volonté. Par exemple vous aurez auprès de vous un tiers, et vous verrez votre somnambule, qui se croit seul avec vous, disposé à dire des choses que ce tiers ne doit pas savoir; vous lui imposerez silence par votre volonté.

Lorsqu'en terminant la séance vous voudrez réveiller votre somnambule, vous ferez d'abord des passes sur les jambes pour dégager la tête, ensuite vous ferez quelques passes en travers sur les yeux pour les ouvrir, en disant au somnambule : *Réveillez-vous*. Souvent les yeux restent encore fermés après le réveil; vous ferez cesser cet état en passant plusieurs fois et avec patience les doigts en travers sur les yeux. Puis vous écarterez le fluide de la tête, et même du reste du corps, par des passes en travers faites à distance, comme pour chasser et secouer le fluide au dehors. Vous aurez grand soin de ne cesser que lorsque votre somnambule sera parfaitement éveillé.

Il est de la plus grande importance d'établir une ligne de démarcation bien prononcée entre l'état de somnambulisme et celui de veille. Le somnambule, quand il est éveillé, ne doit rien conserver, absolument rien, des sensations qu'il éprouvait, ni des idées qui l'occupaient en somnambulisme. Le somnambulisme prolongé au-delà du temps nécessaire donne une susceptibilité nerveuse qui a les plus grands inconvéniens ; il doit cesser après la guérison. S'il continuait et se renouvelait spontanément, il serait lui-même une maladie.

J'ai déjà averti qu'il fallait autant que possible laisser ignorer au malade qu'il était somnambule, et que, hors certains cas fort rares, il ne fallait jamais lui répéter ce qu'il avait dit. Cela établirait entre les idées de la veille et celles du somnambulisme, une relation qui est contraire à l'ordre naturel, et qui altère également les facultés habituelles et les facultés somnambuliques. Si vous avez su donner de l'empire à votre volonté, votre malade ne s'informera de rien de ce que vous croyez devoir lui laisser ignorer.

Les somnambules parfaitement isolés, et dont les facultés intérieures ont acquis beaucoup d'énergie, se trouvent souvent dans une disposition dont on peut tirer le plus grand parti, pour leur faire suivre un régime, ou pour leur faire exécuter des choses utiles pour eux, mais contraires à leurs habitudes ou à leurs inclinations. C'est que le magnétiseur peut, après en être convenu avec eux, leur imprimer, pendant le somnambulisme, une idée ou une volonté qui les détermineront dans l'état de veille, sans qu'ils en sachent la cause. Ainsi le magnétiseur dira au somnambule : « Vous rentrerez chez vous à telle heure ; vous n'irez point ce soir au spectacle ; vous vous couvrirez de telle manière ; vous ne ferez aucune difficulté de prendre tel remède ; vous ne prendrez point de liqueurs, point de café ; vous ne vous occuperez plus de tel objet ; vous chasserez telle crainte ; vous oublierez telle chose, etc. » Le somnambule sera naturellement porté à faire ce qui lui a été prescrit ; il s'en souviendra sans se douter que c'est un souvenir ; il aura de l'attrait pour ce que vous lui avez conseillé, de l'éloignement pour ce que vous lui avez interdit. Profitez de cet empire de votre volonté uniquement pour le bien du malade, et de concert avec lui. Votre volonté n'agit probablement qu'en modifiant la sienne, et vous pourriez obtenir de lui des choses indifférentes auxquelles il se prêterait pour vous faire plaisir ; mais ce serait agir contre l'esprit et le but du magnétisme.

On profite souvent de l'heure du somnambulisme pour faire prendre au malade un remède pour lequel il a de la répugnance. J'ai vu une dame qui avait de l'horreur pour les sangsues, s'en faire appliquer aux pieds pendant le somnambulisme, et dire à son magnétiseur : « Défendez-moi maintenant de regarder mes pieds lorsque je serai éveillée. » En effet, elle ne s'est jamais doutée qu'on lui eût posé des sangsues.

Plusieurs somnambules sont doués d'une adresse inconcevable, et peuvent se faire eux-mêmes certaines opérations aussi bien que le meilleur chirurgien. Je connais une dame qui, dans l'état de somnambulisme, s'est ouvert un dépôt au-dessous du sein, et a pansé la plaie jusqu'à guérison.

Cette adresse des somnambules peut être utile à d'autres comme à eux, surtout lorsqu'elle est accompagnée de clairvoyance ; il est même des cas où elle peut rendre les plus grands services. Je citerai à ce sujet une sage-femme qui, étant devenue somnambule dans une maladie pour laquelle elle s'était fait magnétiser, a conservé les mêmes facultés depuis sa guérison. Lorsqu'elle est appelée pour exercer sa profession, si la circonstance lui paraît présenter quelques difficultés, elle va trouver son magnétiseur, qui la met en somnambulisme et lui ouvre les yeux. Elle m'a affirmé que, dans cet état, elle agissait avec beaucoup plus d'adresse, de force et de sûreté. C'est ainsi qu'elle a très-heureusement délivré au mois de janvier dernier, une femme grosse de trois enfans, et dont l'état était fort dangereux.

Parmi les phénomènes qu'a souvent présentés le somnambulisme, il en est un dont on peut, dans certaines circonstances, tirer le plus grand avantage : c'est celui de l'insensibilité absolue. On a vu beaucoup de somnambules qu'on pouvait pincer et piquer très-fortement sans qu'ils le sentissent. Une des somnambules qu'on a eues à la Salpêtrière n'éprouvait aucune impression d'un flacon d'alcali-volatil qu'on lui mettait sous le nez ; et lorsqu'on a fait à l'Hôtel-Dieu des expériences sur le magnétisme, on a appliqué le moxa à deux somnambules qui ne se sont point réveillées. On a conclu de ces expériences dangereuses, que si une opération chirurgicale est nécessaire à un malade susceptible de somnambulisme, on peut la faire sans causer de la douleur ; et cela est vrai dans certains cas. Mais quoique cette insensibilité se soit montrée chez presque tous les somnambules qu'on a vus à l'Hôtel-Dieu et à la Salpêtrière, il s'en faut de beaucoup qu'elle soit générale ; je pense même qu'elle n'aurait jamais lieu si on ne chargeait pas trop, et si on avait soin d'entretenir l'harmonie. Mes somnambules ne me l'ont jamais présentée ; leur sensibilité était au contraire plus délicate que dans l'état de veille, le contact d'un corps non magnétisé leur était désagréable, et l'attouchement d'une personne étrangère leur faisait beaucoup de mal. J'ai même la certitude que des somnambules ont éprouvé des convulsions et se sont réveillés pour avoir été touchés brusquement par quelqu'un qui n'était point en rapport.

Je sais qu'un magnétiseur peut à volonté paralyser tel ou tel membre de son somnambule ; mais c'est une expérience qu'on ne doit jamais se permettre. Au reste, si un malade qu'on a rendu somnambule a besoin qu'on lui fasse une opération douloureuse, on saura de lui si cette opération doit être faite pendant le somnambulisme ou pendant la veille, et quelles précautions il faut prendre pour le succès.

L'insensibilité absolue des organes des sens et de ceux du mouvement, réunie à l'exaltation du sensentiment et de la pensée, annonce quelquefois que la vie se retire vers le cerveau et vers l'épigastre. L'âme semble alors se dégager des organes, et le somnambule devient indépendant de la volonté du magnétiseur.

Cet état, auquel on a donné le nom d'extase ou d'exaltation magnétique, et que plusieurs auteurs allemands ont considéré comme le stade le plus élevé du magnétisme, est infiniment dangereux. On ne peut réveiller subitement celui qui s'y trouve, et si l'on y parvenait, il resterait dans un état de faiblesse excessive, et peut-être de paralysie, qu'on ne ferait cesser qu'à force de travail. Je ne saurais donc trop recommander aux magnétiseurs de s'opposer au développement de cette crise; je crois même qu'elle ne se présentera presque jamais, si on n'occupe le somnambule que de sa santé, et si l'on a soin de dégager la tête et de rétablir l'harmonie lorsqu'on voit que les membres se refroidissent et deviennent insensibles. Je reviendrai plus tard sur ce sujet.

Les détails dans lesquels je suis entré me paraissent suffisans pour faire connaître le somnambulisme, tel qu'il se présente fréquemment à la suite des traitemens magnétiques, et pour indiquer les moyens de le diriger vers un but utile, et d'en éviter les inconvéniens. J'ai dit assez clairement que cette crise pourrait devenir aussi funeste si l'on contrariait la nature, qu'elle serait salutaire si on avait la sagesse de l'écouter et de la seconder. Je sais qu'on peut citer quelques exemples de succès obtenus par une hardiesse imprudente; mais ces exemples sont rares; une sage réserve ne peut jamais nuire, et lorsqu'on s'en écarte on s'expose aux plus grands dangers. Il ne me reste donc rien d'essentiel à dire sur l'application du somnambulisme au traitement des maladies; et lorsque j'ai commencé à écrire ce chapitre, il n'entrait pas dans mon plan d'aller au-delà (1). J'avais résolu de passer sous silence les phénomènes extraordinaires; j'avais pensé que ceux qui n'en avaient pas vu d'analogues me regarderaient comme un visionnaire, et que non-seulement cette réputation serait affligeante pour moi, mais qu'elle pourrait encore mettre obstacle au bien que je voudrais faire; car on ne se guide pas plus par les conseils d'un homme sujet aux illusions que par ceux d'un homme qui manque de bonne foi. Mais, après y avoir réfléchi, j'ai cru devoir céder à des considérations plus importantes, et m'élever au-dessus des craintes de l'amour-propre. Je me décide donc à parler d'un état fort singulier, parce qu'il peut se présenter à d'autres,

(1) Les divers somnambules présentent des phénomènes très-différens; et le seul caractère distinctif et constant du somnambulisme, c'est l'existence d'un nouveau mode de perception. Ainsi il est des somnambules isolés, d'autres qui ne le sont pas; il en est qui sont mobiles comme des aimans, d'autres n'ont que des facultés intérieures; il en est chez lesquels toutes les sensations sont concentrées à l'épigastre, d'autres font usage de quelques-uns de leurs sens; il en est enfin qui, après le réveil, conservent pendant un certain temps le souvenir des impressions qu'ils ont reçues et des idées qu'ils ont eues en crise. J'ai dû me borner à exposer ce qui a lieu le plus communément, et à enseigner ce qu'il faut savoir pour seconder la nature, et pour tirer du somnambulisme les plus grands avantages.

comme il s'est présenté à moi et à plusieurs de mes amis, et qu'il est essentiel de le connaître pour ne pas le confondre avec l'exaltation dont j'ai montré le danger, et pour ne pas en contrarier le développement.

Je vais d'abord décrire l'espèce de somnambulisme dont je veux parler. Je dirai ensuite comment on doit se conduire avec ceux qui y sont parvenus, si l'on veut en tirer quelque avantage pour eux et pour soi-même.

Dans cet état la circulation est régulière, la chaleur est égale par tout le corps, et les membres conservent leur sensibilité. Le somnambule est tellement en rapport avec son magnétiseur, qu'il lit dans sa pensée, mais il ne reçoit aucune impression par les organes des sens. Ce ne sont plus les sensations qui produisent des idées; ce sont au contraire les idées qui produisent des sensations. Dans l'état ordinaire tout part de la circonférence pour arriver au centre, dans celui-ci tout part du centre pour aller à la circonférence, et cette circonférence s'étend quelquefois à des distances illimitées. Mais ce n'est pas encore là ce qui caractérise le degré de somnambulisme dont je parle; c'est l'indifférence absolue pour ce qui tient aux objets terrestres, aux intérêts de fortune ou de réputation; c'est l'absence des passions et des opinions par lesquelles on est dominé dans l'état de veille, et même de toutes les idées acquises dont on peut bien conserver le souvenir, mais auxquelles on n'attache plus d'importance; c'est le peu d'intérêt qu'on prend à la vie; c'est une nouvelle manière de voir les objets; c'est un jugement prompt et direct accompagné d'une intime conviction. Le somnambule semble avoir perdu les facultés par lesquelles nous nous dirigeons, les impressions et les notions qui viennent du dehors n'arrivent plus jusqu'à lui; mais, pendant ce silence de ce qui est étranger à son âme, il sent se développer en lui-même une nouvelle lumière dont les rayons peuvent se porter sur tout ce qui est pour lui d'un intérêt réel. En même temps le sentiment de la conscience s'éveille et détermine seul le jugement qu'il doit porter. Ainsi le somnambule possède à la fois le flambeau qui l'éclaire et la boussole qui le dirige. Ce flambeau et cette boussole ne sont point le produit du somnambulisme; ils sont toujours en nous; mais les distractions du monde, les passions, et surtout l'orgueil et l'attachement aux choses périsssables nous empêchent d'apercevoir l'un et de consulter l'autre.

Lorsque le somnambule est arrivé à ce degré d'isolement, sa manière de s'énoncer est presque toujours différente de celle qu'il a dans l'état de veille; sa diction est pure et simple, élégante et précise; son accent n'a rien de passionné; tout annonce chez lui un état de calme, une vue distincte de ce dont il parle, et une entière conviction; on n'aperçoit dans ses discours pas la moindre teinte de ce qu'on nomme exaltation ou enthousiasme; et j'insiste sur ce point, parce que ceux qui ont parlé de cet état sans l'avoir observé, ont supposé qu'il avait un caractère opposé à celui qu'il a réellement, et qui sert même à le distinguer.

Dans cette nouvelle situation l'esprit est rempli d'idées religieuses dont il ne s'était peut-être jamais occupé; il voit partout l'action de la Providence: cette vie ne lui paraît qu'un voyage pendant lequel nous devons recueillir ce qui nous est nécessaire pour notre éternelle demeure. L'indépendance de l'âme, la liberté de l'homme, l'immortalité sont pour lui des vérités évidentes. Il est convaincu que Dieu nous entend, et que la prière est le moyen le plus efficace pour obtenir son secours, et pour réussir à écarter les malheurs qui nous menacent, ou du moins à les faire tourner à notre profit. L'attention à offrir à Dieu les travaux dont on est chargé, comme les peines qu'on éprouve, lui paraît un moyen de les convertir en bonnes œuvres.

La charité est pour lui la première des vertus, celle qui nous facilite les moyens d'expier nos fautes, et qui suffit souvent pour les faire pardonner. Il en est tellement pénétré qu'il s'oublie lui-même pour les autres, et que nul sacrifice ne lui coûte pour faire du bien. Ce sentiment de bienveillance s'étend à tous, et il fait des vœux pour ceux qui ont les opinions les plus opposées aux siennes. Quelquefois la prodigieuse différence qu'il aperçoit entre sa nouvelle manière d'envisager les objets et celle qu'il avait dans l'état de veille, les nouvelles lumières qui l'éclairent, les nouvelles facultés dont il se trouve doué, l'immensité de l'horizon qui s'ouvre devant ses yeux lui persuadent qu'il est inspiré ; ce qu'il dit lui semble dicté par une voix intérieure, ce qu'il voit lui est montré ; il se regarde comme l'organe d'une intelligence supérieure, et il n'en tire aucune vanité. Il se plaît à réfléchir en silence, et il ne vous parle que pour vous dire des choses utiles à votre direction morale.

Heureux l'homme à qui le hasard fait rencontrer un somnambule de cet ordre ; car il n'est aucun moyen de faire naître chez un somnambule ordinaire les facultés que je viens de décrire. C'est une horloge fabriquée par la nature ; nous pouvons facilement la déranger, mais nous ne pouvons ni la monter ni la régler, parce que nous n'en connaissons pas les ressorts. Il faut la consulter, et ne pas se permettre d'y toucher pour accélérer ou retarder son mouvement.

Si donc vous voyez se manifester l'état dont je parle, vous écouterez attentivement votre somnambule ; vous ne lui ferez aucune question, car, du moment où vous voulez le diriger, vous le faites sortir de la sphère dans laquelle il se trouve ; vous détournez ses facultés de l'objet pour lequel elles sont destinées, et vous le transportez dans le champ immense des illusions. La puissance de votre volonté, si forte qu'elle soit, ne saurait le faire voir au-delà du cercle dans lequel il est placé. Si vous mêlez vos idées aux siennes, vos conjectures à ses aperçus, vous troublerez sa clairvoyance : le seul moyen que vous ayez d'en favoriser le développement et l'application, c'est la confiance et la simplicité que vous lui montrez, non par vos paroles, mais par les dispositions de votre âme, qui n'ont pas besoin d'être exprimées pour être senties et reconnues par lui.

On me dira sans doute : mais où est la preuve que cet état de mon somnambule n'est pas dû à une disposition particulière de son imagination, qui lui fait prendre des idées chimériques pour des notions vraies? Dois-je faire abstraction de ma raison pour lui accorder une aveugle confiance? Et comment m'assurer de la vérité de ce qu'il me dit, si je ne combats ses opinions pour entendre ses réponses et pour en apprécier la justesse et la valeur?

Voici ce que j'ai à vous répondre. Je suis bien loin de vous conseiller de renoncer à votre raison pour adopter les idées et pour suivre les conseils d'un somnambule ; il faut au contraire que votre raison, votre bon sens combinent tout, et c'est d'après vous-même que vous devez vous décider. Mais il faut distinguer deux circonstances. Pendant que votre somnambule expose ses idées vous le laisserez dire sans l'interrompre; non-seulement vous ne lui ferez aucune objection, mais vous écarterez de votre esprit toutes celles qui se présenteraient à vous; vous ne ferez aucun usage de votre volonté pour l'influencer ou le diriger; vous ne lui demanderez d'explication de ce qu'il vous a dit, d'autant que vous ne l'auriez pas bien compris; vous ne voudrez savoir que ce qu'il veut de lui-même vous apprendre; vous tâcherez même de ne pas vous étonner de ce qui vous paraît extraordinaire; vous ne chercherez point à pénétrer ce qui vous paraît incompréhensible; vous éviterez par-dessus tout de mettre votre somnambule à l'épreuve, et de prendre des moyens détournés pour vous assurer de sa clairvoyance. Vous l'écouterez avec abandon, confiance et simplicité, comme un enfant écoute les récits que lui fait sa mère pour former son cœur et son intelligence en amusant son esprit : mais après qu'il sera rentré dans l'état ordinaire, et que vous vous serez éloigné de lui, vous récapitulerez tout ce qu'il vous a dit, vous examinerez la liaison de ses idées, vous apprécierez la justesse de ses raisonnemens, vous pèserez le degré d'utilité de ses conseils. Vous pourrez vous étonner alors de la pénétration avec laquelle il a lu dans le fond de votre âme, de la sincérité de ses vœux pour votre véritable bonheur, de l'exactitude qu'il vous a montrée en vous parlant d'un passé qu'il ne connaissait pas, de la probabilité de ses prévisions sur un avenir qu'il vous est utile de connaître; mais cet étonnement ne doit pas entraîner votre conviction. Plus un fait est merveilleux, plus il faut craindre d'être séduit par les apparences, se méfier de l'impression qu'elles font d'abord sur nous, et rechercher les circonstances qui peuvent en donner une explication naturelle. On a vu plusieurs somnambules, lorsque leurs facultés étaient exaltées, lire dans la pensée, avoir des prévisions, être exempts de vanité, et mus seulement par le désir d'éclairer les autres, et cependant être dupes d'illusions qui se mêlaient aux aperçus les plus lumineux. Il faut donc vous assurer que ses opinions ne sont pas produites par d'anciens souvenirs, par des préjugés de la première jeunesse, par des lectures ou des conversations qui avaient autrefois agi momentanément sur son esprit, enfin qu'aucune influence extérieure n'a contribué à donner un caractère particulier à sa manière d'envisager les objets (1). Si,

(1) Il est des somnambules qui se retracent avec une facilité surprenante les idées qu'ils ont reçues dans leur enfance, et sur lesquels ces idées exercent plus d'empire que celles qu'ils ont acquises depuis. Une somnambule

dans tout ce qu'il vous est possible de vérifier, vous reconnaissez évidemment qu'il ne s'est pas trompé, que la lumière dont il est éclairé n'a point été vacillante, alors votre confiance sera motivée sur une suite de faits et d'observations qui déterminent votre raison, et non sur des discours plus ou moins éloquens, sur des exhortations plus ou moins touchantes, sur des phénomènes inexplicables, mais qui se sont montrés ailleurs, sur des images ou des tableaux plus ou moins propres à vous émouvoir. Ce sera seulement après cet examen, fait avec réflexion et dans la solitude, que vous fixerez votre jugement. Il est essentiel que votre croyance soit appuyée sur des faits bien démontrés pour vous, qu'aucune objection ne puisse désormais se présen-

très-lucide, magnétisée par M. de Lausanne, m'a offert un exemple remarquable de ce phénomène. C'était une femme d'environ quarante ans. Elle était née à Saint-Domingue, d'où elle était venue en France à l'âge de six ou sept ans, et depuis cette époque elle ne s'était plus trouvée avec des créoles. Aussitôt qu'elle était en somnambulisme elle ne parlait absolument que le patois qu'elle avait appris de la négresse qui l'avait élevée. C'est dans ces souvenirs de l'enfance, dans ce retour vers les premières années de sa vie, qu'il faut chercher la cause des opinions de quelques somnambules; il en est qui semblent oublier les notions acquises par le raisonnement et l'observation, en rétrogradant peu à peu vers l'époque où leur esprit était en quelque sorte une table rase.

ter qui n'ait été résolue d'avance, parce que cette croyance, loin d'être une opinion fugitive, doit, à certains égards, décider de votre conduite.

Alors s'il arrive que votre somnambule rentre plusieurs fois de suite dans le même état, vous continuerez à l'écouter, sans le remercier, sans lui donner aucun éloge, mais avec le désir de profiter de ce qu'il vous dira, et peut-être aurez-vous en lui un guide qui ne vous égarera point; il vous convaincra du moins de l'existence d'un ordre de choses étranger à l'ordre actuel, et vous fera connaître la source de la félicité pure et durable que ne peut nous donner rien de ce qui est hors de nous, et qui est terrestre et passager.

L'espèce de somnambulisme que je viens de décrire est extrêmement rare, et plusieurs personnes jugeront que dans un ouvrage destiné à enseigner l'usage du magnétisme, j'aurais dû m'abstenir d'en parler, parce qu'il est peu probable qu'il se présente à mes lecteurs. A cela je réponds que si cet état est rare, c'est notre faute : il suppose sans doute un développement extraordinaire des facultés de l'âme, mais ce développement a souvent lieu, et presque tous ceux qui ont pratiqué le magnétisme ont été plus ou moins à même de l'observer : s'il n'a pas été suivi de cette lucidité si pure dont j'ai vu des exemples, c'est parce qu'on en a troublé ou dérangé la tendance naturelle. Je suis convaincu que sur dix somnambules qui, livrés à eux-mêmes, seraient parvenus à cet état, il en est neuf qu'on a poussés dans une fausse direction. Leurs étonnantes facultés leur ont alors fait parcourir mille et mille routes dans le vaste domaine de l'imagination. Il en est résulté que, parmi ceux qui ont eu l'occasion de voir ce somnambulisme extraordinaire, les uns l'ont regardé comme la suite d'une communication avec les esprits, les autres comme un don de prophétie, les autres comme l'effet d'une exaltation de l'âme, d'autres enfin comme une démence passagère. Tantôt on y a reconnu les illusions les plus bizarres, sans aucun fondement réel, tantôt un mélange de croyances superstitieuses avec des prévisions très-étonnantes, tantôt un langage métaphorique et des images incohérentes ; et l'on a jugé diversement cet état, selon qu'on était plus frappé de ce qu'il offrait de lumineux et de vrai, ou de ce qu'il offrait de ténébreux et d'illusoire. Rien de tout cela n'aurait eu lieu si le somnambule eût été bien dirigé, ou plutôt s'il n'eût pas été égaré par l'ignorance, la vanité, la curiosité de son magnétiseur, si on n'eût pas interrompu l'enchaînement naturel de ses idées pour l'occuper d'objets qui lui étaient absolument étrangers.

La plupart de mes lecteurs jugeront sans doute que je me suis fait illusion sur les phénomènes dont je viens de rendre compte, et je dois m'y attendre d'autant plus que je n'y croyais pas moi-même avant d'en avoir été témoin ; je n'en ai reconnu la réalité que fort tard, et long-temps après avoir publié mon *Histoire critique ;* mais alors ils se sont plusieurs fois renouvelés sous mes yeux, et j'ai été bien convaincu que je les aurais vus plus tôt si je m'étais conduit avec plus de simplicité. Ceux qui voudront suivre les conseils que j'ai donnés pourront avoir le même bonheur que moi, et cette considération m'a seule déterminé à les instruire des précautions qu'ils ont à prendre pour profiter des circonstances favorables, et pour ne pas laisser échapper une occasion qui ne se présente pas lorsqu'on la cherche, mais qu'on peut saisir lorsqu'on la rencontre.

Je dois avertir encore qu'il est fort rare que cet état se prolonge beaucoup, et que le magnétiseur n'est nullement maître de le reproduire, lorsqu'il a cessé de se manifester. Quand le somnambule vous a dit ce qu'il croit essentiel de vous dire, sa clairvoyance cesse, ou du moins elle ne se porte plus sur des notions du même genre. Il faut profiter du moment.

Je ne prétends en aucune manière découvrir les causes des phénomènes dont je viens de rendre compte ; chacun peut les expliquer comme il voudra ; le plus sage est de ne pas en chercher l'explication ; car dans notre état de veille nous pouvons bien reconnaître par les effets l'existence d'une faculté nouvelle chez les somnambules, mais nous ne pouvons pas plus en déterminer la nature que les aveugles de naissance ne peuvent concevoir le phénomène de la vision.

On me demandera peut-être si les somnambules dont je parle peuvent nous donner quelques lumières sur les dogmes de la religion, sur le choix entre les diverses formes de culte, et sur certaines questions qui ont malheureusement divisé les hommes. Je pourrais répondre simplement que je ne le crois pas; mais il est trop essentiel de prévenir mes lecteurs contre une curiosité toujours inutile et souvent dangereuse, pour que je n'ajoute pas ici quelques observations aux principes que j'ai déjà posés; ces détails même serviront à faire mieux distinguer l'espèce de somnambulisme sur laquelle j'ai appelé l'attention.

J'ai dit que le somnambule était éclairé par une lumière que notre âme a reçue de Dieu en même temps que l'existence. Cette lumière, antérieure à l'éducation humaine, montre à l'homme ce qui est le fondement de toute religion, comme la conscience lui dévoile ce qui est le fondement de toute morale; mais elle ne lui enseigne pas plus les dogmes révélés que les lois positives.

Quelles sont les vérités qui se montrent avec évidence au somnambule? Ce sont l'existence, la toute-puissance, la bonté du Créateur, l'immortalité de l'âme, la certitude d'une autre vie, la récompense du bien et la punition du mal que nous avons fait dans celle-ci, la providence, la nécessité de la prière et son efficacité, la prééminence de la charité sur les autres vertus : à cela se joint l'idée consolante que ceux qui nous ont précédés sur la terre, et qui ont mérité de jouir du bonheur éternel, entendent nos vœux, prennent intérêt à nous, et peuvent être nos intercesseurs auprès de Dieu; la conviction intime que Dieu ne refuse jamais de nous éclairer sur ce qu'il nous importe de connaître, lorsque, soumis à sa volonté, nous lui demandons son secours; la ferme persuasion de l'utilité d'un culte qui, en réunissant les hommes pour rendre hommage à Dieu, prescrit à tous des règles et des pratiques d'après lesquelles ils prient de concert pour obtenir les grâces du ciel. Voilà les idées communes à tous les somnambules religieux; ils ne vont point au-delà, si ce n'est pour vous dire, d'une manière générale, de remplir les devoirs que la religion vous impose. Mais une fois que vous serez pénétré de ces principes, manquerez-vous de moyen d'instruction pour savoir ce que vous devez croire, ce que vous devez pratiquer?

Je voudrais bien cependant, me dira-t-on, interroger mon somnambule, et profiter de ses lumières pour dissiper tel ou tel doute, pour répondre à telle ou telle objection. Vous n'y gagnerez rien; vous perdrez même tous les avantages que vous pouvez retirer de sa lucidité. Il est très-possible que vous le fassiez parler sur tous les objets de votre indiscrète curiosité; mais alors, comme je vous en ai averti, vous le ferez sortir de sa sphère pour l'introduire dans la vôtre; il n'aura plus que les mêmes moyens que vous; il pourra vous faire des discours fort éloquens, mais ils ne seront plus dictés par l'inspiration intérieure, ils seront le produit de ses souvenirs ou de son imagination; peut-être même éveillerez-vous sa vanité; alors tout est perdu: il ne rentrera plus dans le cercle duquel il est sorti. Et comment voulez-vous qu'une lumière innée dans tous les hommes aille au-delà de ce que la révélation nous apprend? Ne suffit-il pas qu'elle nous conduise à reconnaître les bienfaits de cette révélation? Si vous êtes dans un labyrinthe obscur, votre guide se sert de son flambeau; mais une fois qu'il vous a conduit dans le lieu que le soleil éclaire, son flambeau vous est inutile. Si, dans une circonstance embarrassante, vous aviez à choisir entre différens devoirs, votre somnambule pourrait vous éclairer, mais si vous lui disiez: « M'est-il permis de me soustraire à tel impôt? » sa réponse serait tout simplement: « Consultez les lois. »

Je sais bien qu'on a vu et qu'on voit encore des somnambules discourir sur la religion, et même sur l'organisation sociale; mais ils ne ressemblent point à ceux dont je viens de parler; l'imagination dominant chez eux les autres facultés, leur manière de s'énoncer, et le caractère de leur physionomie, les font reconnaître pour des enthousiastes. Il est impossible de confondre ces deux états, si l'on veut bien se conformer aux règles que j'ai données. D'ailleurs ces somnambules sont évidemment influencés par les personnes qui les entourent, par les circonstances dans lesquelles ils sont placés; les erreurs auxquelles ils se livrent, les illusions dont ils sont les dupes, les extravagances qu'ils peuvent dire, sont le résultat d'une excitation nerveuse qu'ils n'auraient point éprouvée si leurs facultés s'étaient développées naturellement, dans le silence, dans la solitude et sans influence étrangère (1).

(1) J'ai dit que le somnambule parvenu au plus haut degré de la concentration, s'imaginait quelquefois qu'il était inspiré, mais il ne saurait se faire une idée des êtres auxquels il croit devoir cette inspiration. Lorsqu'un somnambule a des visions, on doit les regarder comme des fantômes semblables à ceux qui se montrent dans les rêves. Les corps seuls ont des formes. Si des esprits pouvaient communiquer avec nous, ce serait en exerçant une influence immédiate sur notre âme. Socrate, qui se croyait inspiré par un bon génie, affirmait qu'il était impossible de le voir non plus que rien de ce qui est divin. (*Voyez* PLUTARQUE, *du Démon de Socrate*, § 35.) Il disait qu'on

Beaucoup d'hommes éclairés parmi ceux qui se sont occupés de physiologie, et qui ont quelques notions des phénomènes du magnétisme, ne manqueront pas d'affirmer que l'état que j'ai décrit n'est qu'une des variétés du somnambulisme ordinaire, qui diffère des autres par la concentration sur les idées religieuses, et que cela ne prouve rien pour la vérité des opinions de ceux qui y sont entrés. Je ne discuterai point cette question, parce que le but de cet écrit n'est ni de rechercher la nature des phénomènes du magnétisme, ni de prouver la vérité des notions qu'il nous donne ; j'ai seulement voulu indiquer comment l'état particulier que j'ai fait connaître devait être observé

pouvait entendre une voix intérieure, parce que la pensée ne se manifeste à nous que par le langage.

Dans le somnambulisme, la sensibilité propre aux organes de la vie intérieure s'exalte; elle devient perceptible de latente qu'elle était; et ces organes sont alors les instrumens de notre âme (comme M. le docteur Bertrand l'a fort bien exposé dans son *Traité du Somnambulisme*). Mais ce nouveau mode de perception peut nous induire en erreur, comme celui dont nous jouissons dans l'état de veille. Il est donc essentiel de distinguer ce qui tient au développement naturel des facultés intellectuelles, aux notions fournies par de nouveaux instrumens, de ce qui peut être produit par l'imagination ou par une influence étrangère. J'ai tâché de donner les moyens de ne pas confondre ces deux ordres de phénomènes.

lorsqu'il se présentait, et quelle conduite il fallait tenir pour n'en pas troubler ou changer la direction; ceux qui le verront comme moi, et qui prendront les précautions convenables, décideront ensuite par eux-mêmes du degré de confiance qu'on doit lui accorder. J'ai voulu enseigner le moyen d'éviter les erreurs qui viennent de nous, mais je ne prétends point donner des caractères certains pour discerner la vérité; j'ai dit quand et comment on verrait des faits, mais c'est à chacun à tirer de ces faits, par sa propre raison, les conséquences qui lui paraissent les plus probables et les mieux fondées. Je ferai seulement observer que la doctrine que m'ont exposée les somnambules parvenus au plus haut degré de la concentration et de l'isolement, est aussi éloignée de la mysticité que du matérialisme, aussi opposée à l'intolérance qu'à l'incrédulité; qu'elle n'innove rien, et ne fait que confirmer des opinions énoncées de tout temps par quelques sages; que, loin de proscrire la philosophie, elle la met en accord avec la religion; enfin que, soit qu'on la regarde comme produite par l'imagination ou comme inspirée par le sentiment intérieur, on est forcé de convenir que les conséquences qui en découlent donnent une haute idée de la dignité de l'homme, favorisent le bonheur des individus, et tendent à établir la paix et l'harmonie dans la société. Il est doux, il est beau d'avoir un motif de plus d'espérer une autre vie, de croire que la Providence veille sur nous, que nos peines, supportées avec résignation, auront une récompense; que tous les hommes, fils d'un père commun, doivent être unis par les liens de la charité; que ceux qui nous ont précédés sur la terre entendent nos vœux et prennent intérêt à nous, et que tous les gens de bien seront un jour réunis dans une communauté de sentimens et de jouissances, où les délices d'un amour pur et la lumière d'une vérité sans nuages combleront tous les vœux de nos âmes, qui ont été créées pour connaître et pour aimer.

Parmi les hommes qui se sont occupés du magnétisme, il y a malheureusement quelques matérialistes; je ne puis concevoir comment plusieurs des phénomènes dont ils ont été témoins, tels que la vue à distance, la prévision, l'action de la volonté, la communication des pensées sans le secours des signes extérieurs, ne leur ont pas paru des preuves suffisantes de la spiritualité de l'âme; mais enfin leur opinion est opposée à la mienne; ils sont de bonne foi, puisqu'ils n'ont aucun intérêt à la soutenir; ils sont plus instruits que moi dans les sciences physiques; mes raisonnemens ne pourraient changer leur manière de voir, et je serai bien présomptueux si, en les combattant, je me flattais de les vaincre. Bien persuadé qu'ils sont dans l'erreur, je dois faire des vœux pour que de nouveaux phénomènes les éclairent. Peut-être s'ils avaient observé le développement du somnambulisme dans toute sa simplicité, s'ils n'avaient exercé aucune influence sur leurs somnambules, s'ils n'avaient pas excité leur imagination ou leur vanité en exigeant d'eux des choses extraordinaires, s'ils les avaient abandonnés à l'ordre naturel de leurs idées, ils auraient obtenu des résultats tout différens. Je les invite à suivre la marche que j'ai tracée, c'est une expérience digne de leur sagacité, comme il est digne de leur courageuse franchise de rétracter leurs premières opinions s'ils viennent à se convaincre qu'ils s'étaient trompés.

Je crois avoir donné sur l'emploi du magnétisme, et sur la direction du somnambulisme, tous les conseils nécessaires aux personnes qui ne sont pas déjà éclairées par l'expérience; tout se réduit à n'avoir qu'un seul but, celui de rendre service, à se dévouer au malade qu'on traite, à faire une entière abnégation de soi-même, à s'affranchir de tout intérêt personnel, de toute vanité, de toute curiosité; mais il faut convenir que ce n'est pas peu de chose. Celui qui, d'après le vœu d'une famille, et avec le consentement du médecin, s'est chargé du traitement d'une maladie grave, doit s'abstenir de tout autre travail que celui que lui imposent les devoirs de son état, être indifférent aux plaisanteries des hommes du monde, s'imposer silence sur les phénomènes dont il est témoin, renoncer à presque tous les plaisirs, éviter ce qui peut causer des émotions vives, ménager habituellement ses forces, pour les employer au besoin sans craindre la fatigue, enfin s'occuper continuellement du malade qui lui a donné sa confiance, et qu'il doit considérer comme un autre lui-même.

Quel sera le dédommagement de tant de peines, de tant de sacrifices? la satisfaction d'avoir fait du bien ; il n'est point de jouissance au-dessus de celle-là. Si les services qu'on a rendus sont bientôt oubliés, si l'on s'expose à des plaisanteries, au ridicule, et même à l'accusation de charlatanisme, on se rappellera qu'on a Dieu pour témoin de ses actions, et qu'on est trop heureux qu'il daigne se charger seul de la récompense.

D'après ce que j'ai dit, on voit que l'exercice du magnétisme exige des qualités assez rares, et que l'amour du bien est le seul motif qui puisse engager à s'y livrer; on voit aussi qu'on doit mettre la plus grande prudence dans le choix d'un magnétiseur.

CHAPITRE VI.

Des précautions que les malades qui veulent se faire magnétiser doivent prendre pour le choix d'un magnétiseur, et pour le succès du traitement.

Après avoir indiqué à ceux qui veulent pratiquer le magnétisme les principes qui doivent les diriger, les procédés qu'ils doivent employer d'abord, et la conduite qu'ils doivent tenir dans le cas où le somnambulisme se présente, je crois devoir donner aussi quelques conseils aux personnes qui, étant malades, désirent essayer du magnétisme pour recouvrer la santé, et qui ne connaissent dans leur société aucun magnétiseur en qui elles aient une entière confiance.

Je n'ai pas besoin d'avertir que dans les incommodités légères et récentes, telles qu'une contusion, un coup d'air, une migraine, un mal d'estomac, en un mot dans celles qui n'ont pas besoin d'un traitement prolongé pendant plusieurs jours, on pourra se dispenser des précautions que je vais indiquer.

Cherchez dans votre famille ou parmi vos amis quelqu'un qui, s'il n'est pas convaincu de la réalité du magnétisme, soit du moins disposé à y croire, d'après les témoignages de ceux qui en ont vu les effets, et d'après le désir d'avoir en lui-même un moyen de soulager ses semblables, et qui joigne à cette disposition de l'esprit, les qualités physiques et morales que j'ai dit être essentielles aux magnétiseurs, c'est-à-dire une bonne santé, de la discrétion, l'amour du bien, un caractère tranquille uni à de la constance, et qui ait le loisir de vous donner le temps nécessaire pour votre guérison.

Il y aura toujours un grand avantage à trouver un magnétiseur dans sa famille. Les liens du sang contribuent à établir le rapport par une sympathie physique. La confiance et l'amitié qui existent entre un mari et sa femme, entre une mère et sa fille, entre de proches parens, ont déjà produit cette affection et cet abandon qui doivent unir le magnétiseur au somnambule, et qui autorisent la continuation de ces sentimens lorsque ce traitement a cessé.

J'ai dit que les femmes devaient être préférées

pour magnétiser les femmes ; je dis plus : c'est que, hors le cas où le simple bon sens démontre que la chose est indifférente, elles doivent seules en être chargées. Je vais en donner les raisons.

1° Il est clair que les procédés du magnétisme ne présentent jamais le moindre embarras entre des personnes du même sexe, et que lorsqu'un homme magnétise une femme, il est obligé d'être attentif pour qu'aucun de ses procédés ne blesse la décence, ou même les usages. Un homme, par exemple, ne peut se placer vis-à-vis d'une femme, et fixer ses yeux sur elle ; s'il arrive qu'elle ait quelques crises, il est obligé d'appeler une femme pour lui donner des soins.

2° Le magnétisme, lorsqu'il est accompagné de somnambulisme, donne ordinairement au somnambule une affection très-vive pour son magnétiseur ; et cette affection continue dans l'état de veille, même après que le traitement est fini. Je sais bien que cette affection est du même genre que celle qu'on ressent pour ses plus proches parens, et qu'il ne s'y mêle aucune idée qui puisse blesser la modestie. Mais il est contre toutes les convenances qu'une jeune femme ait une amitié très-vive pour tout autre que son père, ses oncles ou ses frères. Si elle a ce sentiment, elle est obligée de le modérer, et surtout de ne pas l'exprimer, pour conserver la décence.

3° Les maladies chroniques sont quelquefois accompagnées de symptômes sur lesquels la pudeur fait garder le silence, et qu'un médecin devine plutôt qu'on ne les lui explique : elles ont souvent pour cause des chagrins secrets, des peines morales, des sentimens contraints, etc. Le somnambule a et doit avoir une entière confiance en son magnétiseur : mais comme il ne perd point le sentiment des convenances, il est bien des choses qu'une femme somnambule n'osera point dire à un homme; il est aussi beaucoup de questions qu'un homme ne peut faire à une femme, beaucoup de conseils qu'il ne peut lui donner, beaucoup de détails dans lesquels il ne peut entrer avec elle.

4° Enfin le magnétisme produit quelquefois dans les maladies nerveuses des mouvemens spasmodiques, ou autres crises dont il n'est pas décent qu'un homme soit témoin, et dans lesquels il ne peut employer les procédés les plus propres à les calmer.

Ainsi ceux qui ont dit que, pour éviter tous les inconvéniens du magnétisme entre les personnes de différent sexe, il suffisait que le magnétiseur et le magnétisé fussent l'un et l'autre d'une honnêteté et d'une délicatesse au-dessus de tout soupçon, n'ont point considéré la chose sous son vrai point de vue. Tout ce que je viens de dire est indépendant de la crainte que le magnétisme ne produise des sentimens ou des liaisons que la morale réprouverait (1).

(1) Je dois plusieurs de ces réflexions à Mme Chambon de Montaux, qui, en pratiquant le magnétisme d'après les instructions que je lui ai données, a obtenu les succès que méritait son ardente charité. M. Chambon de Montaux était, en 1784, l'un des docteurs de la Faculté qui se prononcèrent contre le magnétisme. Il n'avait alors rien vu. Je lui ai montré des faits, et ses anciennes préventions ne l'ont point empêché de se rendre à l'évidence. Sa femme l'a plusieurs fois aidé à sauver des malades pour lesquels les ressources de son art lui paraissaient insuffisantes.

Malheureusement Mme de Montaux est d'une santé délicate : ses forces physiques ne répondent point à son énergie morale, et l'exercice du magnétisme lui cause une fatigue dont elle s'aperçoit toujours trop tard. Après le traitement d'une fièvre maligne qu'elle avait guérie en joignant, sur l'invitation de son mari, le magnétisme aux remèdes de la médecine, je l'ai vue si malade, qu'elle n'aurait pu se rétablir si elle ne s'était fait magnétiser elle-même. Une chose plus extraordinaire, et qu'il m'est impossible d'expliquer, c'est qu'elle prend ordinairement le mal de ceux qu'elle magnétise : ce n'est pas que la cause du mal passe chez elle, mais elle en a pendant plusieurs jours la sensation et les symptômes. J'en ai vu l'exemple dans un accès de goutte et dans une ophtalmie, qui ne sont pas des maladies contagieuses.

En réfléchissant sur les effets qu'elle a produits et sur ceux qu'elle a éprouvés, Mme de Montaux a découvert d'elle-même les principes du magnétisme; elle en a tiré

Toutes choses égales d'ailleurs, le meilleur magnétiseur pour une femme c'est son mari, pour un mari sa femme, pour une demoiselle sa sœur ou sa mère.

Il est encore une autre considération qui doit faire désirer qu'une femme trouve un magnétiseur dans sa famille, ou parmi les amies qu'elle voit le plus fréquemment et avec qui elle est le plus intimement liée. Les motifs dont je vais parler n'existeront plus lorsque la pratique du magnétisme sera généralement répandue, et que les médecins en conseilleront l'usage ; mais dans l'état actuel des choses ils ne sont pas sans importance.

Il est presque impossible, surtout dans une petite ville, qu'un homme se rende tous les jours chez une femme pour passer une heure avec elle, sans qu'on s'en aperçoive et qu'on en pénètre la raison. Alors les curieux font au magnétiseur beaucoup de questions qui l'embarrassent ; et à moins que la maladie ne soit très-grave, les incrédules se permettent des plaisanteries fort déplacées : des personnes in-

les conséquences les plus utiles. Elle a écrit ses observations, et m'a communiqué son manuscrit, dont j'ai profité. J'y ai trouvé des remarques très-justes, de la simplicité, et, par-dessus tout, l'amour de l'ordre et le zèle du bien. C'est le même caractère qu'on remarque dans l'ouvrage qu'elle a publié sous le titre de *Réflexions morales et politiques sur les avantages de la monarchie*.

discrètes parlent à la malade du parti qu'elle a pris, et peuvent lui donner des inquiétudes. Une femme n'aime point à fixer l'attention, et ceux qui l'entourent et qui ont approuvé l'usage du magnétisme ont bien de la peine à empêcher qu'elle n'éprouve quelques contrariétés. Il ne faut point de mystère dans la pratique du magnétisme, sans doute: mais il est inutile d'en parler à ceux qui n'y croient pas.

Une fois que vous aurez choisi la personne à qui vous voulez accorder votre confiance et qu'elle aura consenti à vous donner ses soins, vous la prierez de lire attentivement ce petit ouvrage. Si, après l'avoir lu, elle en adopte les principes, et qu'elle persiste à vouloir vous rendre le service que vous désirez, vous la prierez de n'en parler qu'à ceux de vos amis à qui vous ne pouvez en faire un secret, afin d'éviter les propos des incrédules, et surtout les sollicitations des curieux qui désireraient assister aux séances; et vous vous arrangerez de manière à fixer une heure commode pour elle et pour vous, afin qu'une fois le traitement commencé il n'y ait jamais d'interruption.

Lorsque vous serez d'accord avec votre magnétiseur, et qu'il vous aura donné sa parole de ne tenter sur vous aucune expérience de curiosité, et d'agir uniquement pour votre guérison, vous vous abandonnerez à lui avec une entière confiance, et comme vous êtes sûr de sa discrétion, vous ne lui cacherez rien de ce qui est relatif à la cause de vos maux.

Si vous avez déjà fait des remèdes, et que vous ayez un médecin, vous lui ferez part de votre résolution, en lui demandant le secret, et vous le prierez de trouver bon que vous employiez le magnétisme comme auxiliaire à la médecine. Je ne doute pas que, lors même que le médecin regarderait le magnétisme comme une chimère, et qu'il en attribuerait tous les effets à l'imagination, il ne consente à observer de temps en temps les changemens que cet agent peut produire sur vous, à combiner et modifier en conséquence les remèdes qu'il vous prescrit, et même à s ispendre l'usage de ceux qui ne lui paraissent pas absolument nécessaires, pour mieux juger l'influence du nouveau moyen dont vous voulez essayer.

Il est essentiel que le médecin soit informé du parti que vous avez pris, pour qu'il n'attribue point au traitement rationel de la médecine, les crises que le magnétisme pourrait produire.

Dans les maladies graves, l'action du magnétisme est souvent insuffisante; elle a besoin d'être aidée par des remèdes que le médecin peut seul indiquer. Le magnétisme produit quelquefois l'effet qu'on désirerait obtenir d'un médicament qui devient alors inutile; ainsi on devait donner au malade un vomitif à six heures du matin, vous magnétisez à cinq, le vomissement a lieu, et vous ne donnez pas l'émétique. On avait prescrit de l'opium le soir, pour calmer de vives douleurs et ramener le sommeil; après la séance du magnétisme les douleurs ont cessé, le malade dort paisiblement, et vous ne donnez pas l'opium. Vous faites fort bien. Mais le médecin n'aurait-il pas raison d'être blessé si vous lui laissiez ignorer que vous n'avez pas suivi ses ordonnances, et si vous lui faisiez un mystère des motifs qui vous ont déterminé?

Dans le cas de somnambulisme lucide, les avis du médecin ne sont plus nécessaires; mais alors il est de l'honnêteté de l'informer des phénomènes que vous avez obtenus; et c'est même un devoir de lui donner l'occasion de s'éclairer sur les effets du magnétsime, pour qu'il puisse, selon les circonstances, en joindre l'usage aux moyens qui lui sont connus par ses études et par son expérience.

Je viens d'indiquer les résolutions et les mesures qu'on doit prendre avant de commencer le traitement; voyons maintenant comment on doit se conduire lorsque le traitement est commencé.

Si vous vous endormez, et que votre magnétiseur vous prescrive des remèdes, vous les ferez avec une entière sécurité, avec une exactitude rigoureuse, et sans lui en demander la raison. Il ne vous aura prescrit ces remèdes qu'autant qu'il vous aura rendu somnambule, et qu'il aura reconnu que votre somnambulisme est accompagné de clairvoyance. C'est de quoi vous ne devez nullement vous occuper qu'après votre guérison. Dans le même cas, vous ne vous alarmeriez nullement de quelques crises ou de quelques indispositions passagères, et vous vous en rapporteriez sans réserve à votre magnétiseur.

Si vous ne vous endormez pas, il peut arriver de trois choses l'une, ou vous ne sentirez rien, ou vous éprouverez soit du soulagement, soit quelques-uns des effets encourageans que j'ai décrits, ou vous vous trouverez plus mal.

Dans le premier cas, vous essaierez pendant environ un mois; dans le second, vous continuerez avec patience tant que votre magnétiseur ne se lassera point ; dans le troisième, qui est assez rare, vous renoncerez au magnétisme après quelques jours pour vous en tenir à la médecine ordinaire.

Mais il faut bien prendre garde de prononcer légèrement que la maladie s'est aggravée; on pourrait, sur de fausses apparences, renoncer au magnétisme au moment où il va faire le plus de bien. Un médecin qui aurait étudié et pratiqué le magnétisme ne se méprendrait sûrement pas sur la nature et les conséquences des effets qu'il produit : mais un tel médecin n'est pas facile à rencontrer.

Je vais présenter quelques observations d'après lesquelles on pourra fixer son jugement selon les circonstances, et se conduire avec toute la prudence possible, sans se laisser troubler par des craintes mal fondées.

En décrivant les effets par lesquels le magnétisme manifeste son action, j'ai dit qu'il produisait souvent des douleurs très-vives. Ces douleurs indiquent qu'il agit puissamment : elles sont nécessaires pour triompher de la maladie. S'il arrive donc que vous éprouviez des souffrances, vous aurez le courage de les supporter, vous n'en parlerez à personne ; vous les regarderez comme la preuve d'un travail salutaire ; vous ne demanderez pas même à votre magnétiseur de les calmer. Si vous n'avez pas pris d'avance la ferme résolution de résister aux premières douleurs que le magnétisme pourra vous faire ressentir, si votre magnétiseur n'a pas assez de confiance et de force de caractère pour ne pas s'en alarmer, il vaut mieux que vous ne commenciez pas. Le mouvement qui a été imprimé n'étant plus soutenu et régularisé, deviendrait nuisible.

Je conviens qu'on a vu quelquefois le magnétisme exciter une irritation nerveuse et un malaise qui durent après la séance, sans être suivis d'aucune crise. On est alors fondé à supposer que le fluide du magnétiseur ne convient pas. Mais cette irritation et ce malaise ne ressemblent point aux douleurs dont je parle, ni même aux convulsions qui ont lieu dans les maladies nerveuses, et que le magnétiseur peut toujours calmer.

Dans le chapitre suivant, où je traiterai de l'application du magnétisme aux diverses maladies, j'examinerai plus particulièrement dans quelles circonstances il est à propos d'en suspendre l'usage.

Pendant la durée du traitement magnétique, vous aurez soin de suivre un régime doux, d'éviter les excès de tout genre, les veilles, la fatigue de corps et d'esprit; et tout ce qui peut exciter des émotions vives et troubler la paix de l'âme. Vous ferez usage de l'eau magnétisée, autant que cela se pourra, sans qu'on y fasse attention.

Si vous éprouvez une amélioration notable dans votre état, et que les gens de votre connaissance s'en aperçoivent, ne leur dites pas pour cela le moyen que vous avez employé : attendez que votre guérison soit assez avancée, pour qu'il n'y ait aucun doute sur l'efficacité du magnétisme.

Il est aussi utile que consolant de se flatter qu'on obtiendra une guérison complète; mais il s'en faut de beaucoup qu'on parvienne toujours à ce résultat. Dans les maladies anciennes, il arrive souvent qu'on éprouve d'abord un mieux sensible qui se soutient, mais qui n'augmente pas; alors, après quelques mois de traitement, on cessera de se faire magnétiser tous les jours, on éloignera graduellement les séances, et l'on finira par n'avoir recours au magnétisme que lorsqu'on sentira quelque nouvelle douleur qu'il peut facilement dissiper.

Il faut éviter de se faire magnétiser lorsque cela n'est plus nécessaire. Si l'on continue après la guérison, ou même après qu'on a obtenu du magnétisme tout le bien qu'il peut produire, on en prend l'habitude; et c'est un grand inconvénient chez les personnes sensibles à cette action, et surtout chez celles qui sont susceptibles de somnambulisme.

Quoique le magnétisme consiste dans l'influence qu'un individu exerce sur un autre, plusieurs magnétiseurs pensent qu'on peut se magnétiser soi-même : cela est vrai, mais seulement pour certaines personnes et dans certains cas.

Lorsqu'un homme qui a l'habitude de magnétiser a une douleur locale, par exemple au bras, ou à la jambe, ou à l'estomac, il peut la dissiper ou l'adoucir en employant avec attention, sur lui-même, les procédés magnétiques; mais il faut pour cela qu'il soit en bonne santé. Quand on est atteint d'une maladie générale, quand on a la fièvre ou une affection organique, il est clair qu'on ne peut tirer de soi-même le remède, puisque le fluide dont on dispose n'a plus les qualités nécessaires.

Parmi les personnes qui ont été long-temps magnétisées, il en est qui, par leur volonté, peuvent se mettre dans l'état magnétique. Je crois que c'est une faculté dont il ne faut jamais faire usage, parce qu'en l'exerçant on prend une habitude de concentration qui peut fatiguer le système nerveux et devenir fort nuisible, comme nous le dirons en parlant des dangers du magnétisme.

Je ne crois pas devoir terminer ce chapitre sans répondre à une demande qui m'a été souvent adressée.

Dans l'état actuel des choses, m'a-t-on dit, le magnétisme est si peu ou si mal connu, que beaucoup de malades ne sauraient trouver, ni dans leur famille ni parmi leurs amis, quelqu'un qui puisse ou qui veuille les magnétiser. Parmi ceux à qui l'on s'adresserait volontiers, les uns sont incrédules, d'autres croient à la réalité de l'agent, mais non à leur propre puissance; d'autres manquent de loisir; d'autres n'ont pas les dispositions physiques et la santé nécessaires pour suivre un traitement. Quelques médecins ont confiance au magnétisme, mais il en est bien peu à qui leurs occupations permettent de le pratiquer. Ne pourrait-on avoir un magnétiseur dont on reconnaîtrait les soins et qu'on dédommagerait du sacrifice de son temps?

A cela je réponds qu'il y a à Paris plusieurs personnes qui se sont entièrement vouées à la pratique du magnétisme, et qui, lorsqu'elles ne sont pas déjà chargées de plusieurs malades, se rendent chez ceux qui les appellent. Dans ce nombre il en est qui ont beaucoup d'expérience, qui sont douées des facultés les plus heureuses, et qui s'attachent vivement aux malades qu'elles ont entrepris de soigner. J'en connais qui sentent le siége du mal, et modifient leur action en conséquence. J'en connais même qui entrent dans un demi-somnambulisme, pendant lequel elles magnétisent avec beaucoup de discernement et d'efficacité. Les personnes dont je parle n'ont point choisi l'exercice du magnétisme comme une profession lucrative. Après avoir été guéries elles-mêmes par le magnétisme, elles ont essayé de rendre service à leurs amis, et ceux qui ont été témoins des succès qu'elles ont obtenus les ont engagées à continuer. Obligées alors de renoncer à tout autre moyen d'existence, il a bien fallu qu'elles en trouvassent un dans le parti qu'elles avaient pris.

Mais il ne suffit pas que quelqu'un soit connu pour exercer le magnétisme pour qu'on soit fondé à s'adresser à lui; il faut auparavant s'informer si le magnétiseur proposé a réellement, et indépendamment de tout intérêt, une inclination décidée pour le magnétisme; s'il est disposé à s'attacher à ses malades; s'il a quelques facultés instinctives, s'il a les qualités morales qu'on désirerait dans un ami s'il n'est pas déjà chargé de plusieurs malades; s'il n'est pas livré à d'autres occupations qui le distraient. En supposant qu'on soit satisfait sur tous ces points, on peut avoir recours à lui pour essayer d'abord de son influence, et pour s'y livrer ensuite, si l'on s'en trouve bien, et si le médecin qui a approuvé qu'on entreprît le traitement juge qu'il produit des effets salutaires.

Alors le magnétisé traitera le magnétiseur avec amitié; car s'ils n'ont pas de l'affection l'un pour l'autre, il est impossible qu'il s'établisse un rapport parfait. Quoique le magnétiseur reçoive des honoraires comme un chirurgien qui viendrait panser une plaie, ce ne sera point ce motif qui le fera agir, mais le désir de faire du bien; et quoique le magnétisé paye une rétribution, il ne se montrera pas moins sensible aux soins qu'on lui donne. Les relations peuvent cesser après la fin du traitement; mais tant que le traitement dure elles doivent être de confiance et d'amitié. Si le malade devenait somnambule, il aurait auprès de lui un parent ou un ami qui prendrait note de ce qu'il aurait dit en somnambulisme, et qui s'adresserait à un médecin pour savoir ce qu'il faut penser de sa clairvoyance. Il ne faudrait pas permettre qu'on admît à la séance un autre témoin que celui qu'on aurait d'abord choisi. De son côté le magnétiseur doit s'engager à ne jamais faire connaître aucun des phénomènes qui ont eu lieu pendant le traitement, à moins qu'on ne l'y ait librement autorisé. Le traitement fini, il pourra publier ceux des phénomènes dont la connaissance serait utile, mais avec la précaution de taire le nom des personnes, et de dissimuler les circonstances qui pourraient les désigner.

Ce que j'ai dit des rapports que le magnétisme établit entre celui qui agit et celui qui reçoit l'action, et de l'influence que le premier exerce momentanément sur le second, montre assez que, dans l'état actuel de la société, il serait presque toujours inconvenant qu'un maître se fît magnétiser par son domestique. Toutefois cela se peut, lorsque le maître joint à de l'amitié pour son domestique une entière confiance en lui, et que le domestique a pour son maître l'affection, le respect et le dévouement qu'il aurait pour un père (1). Il n'est pas

(1) M. le marquis de Puységur a depuis quarante-cinq ans à son service un valet de chambre nommé Ribault, qui le supplée dans ses traitemens magnétiques, qui a fait, de concert avec lui, des guérisons surprenantes, et qui l'a magnétisé avec autant de succès que de zèle, dans plusieurs maladies graves. C'est un homme de bien, qui, s'étant instruit et parfaitement convaincu en voyant agir son maître, magnétise avec beaucoup de calme et d'énergie, sans chercher la raison des effets qu'il produit. Voici comment M. de Puységur s'exprime à son sujet dans une note de l'ouvrage qu'il a publié en 1811 : « Cet honnête « homme est le même que j'avais pour aide magnétiseur

rare qu'une femme de chambre magnétise sa maîtresse avec autant de zèle que d'intelligence, sans jamais se prévaloir du bien qu'elle lui fait.

J'ai vu plusieurs fois des domestiques devenus somnambules magnétiser à merveille dans l'état de somnambulisme. C'est un grand bonheur d'avoir auprès de soi un somnambule dont on peut disposer; mais, quelque reconnaissance qu'on ait pour les services qu'on reçoit de lui, on doit autant que possible lui cacher qu'il est somnambule : il est surtout très-essentiel de ne pas lui laisser soupçonner qu'il magnétise en somnambulisme.

« en 1784 et 1785, et dont j'ai parlé dans mes Mémoires « d'alors. Son attachement pour moi depuis plus de trente « ans, et l'estime et l'amitié que je lui porte établissent « entre nous ce rapport d'intention et de volonté reconnu « si nécessaire à l'unité d'action magnétique. »

Je n'ai pas besoin de faire observer que cette note est aussi honorable pour celui qui l'a écrite que pour celui qui en est l'objet. Pourquoi de tels exemples ne sont-ils pas plus fréquens?

CHAPITRE VII.

De l'application du magnétisme aux diverses maladies, et de son association à la médecine.

Depuis Hippocrate jusqu'à nos jours la médecine a été exercée par des hommes qui avaient consacré leur vie à l'étude, qui avaient appelé à leur secours toutes les sciences naturelles et physiques, et qui, doués du talent de l'observation et d'un zèle infatigable, réunissaient à leur propre expérience celle de leurs contemporains et celle de leurs prédécesseurs. On a recueilli des faits innombrables, on les a discutés, comparés; on a trouvé des bases positives dans l'anatomie, dans la connaissance des signes extérieurs qui indiquent l'altération de tel ou tel organe, dans celle de l'action constante que certaines substances exercent sur le corps humain, dans la comparaison des effets obtenus par les diverses méthodes de traitement, dans la classification des maladies, et dans quelques principes généraux fondés sur l'expérience, et sur lesquels tout le monde est d'accord. Et cependant la médecine est encore incertaine. Quoique depuis deux mille ans elle soit enseignée dans les écoles, les médecins ne sont d'accord ni sur la cause des maladies ni sur le choix des remèdes qui peuvent les guérir. La doctrine a changé cent fois depuis Galien, et des opinions opposées ont régné successivement dans les écoles. Il n'est presque aucune maladie dont on ait triomphé par différens moyens; il n'est aucun système qui ne soit appuyé sur des faits. Telle méthode qu'on a préférée dans un siècle a été rejetée dans un autre, et dans le même temps on a vu diverses sectes se combattre, et chacune soutenir qu'elle était dans la bonne route. Quelques médecins se sont prononcés pour la médecine expectante, d'autres pour la médecine agissante : les uns ne veulent que peu de remèdes, d'autres en conseillent beaucoup. Les remèdes les plus actifs ont été prônés avec enthousiasme ou condamnés comme dangereux, d'après le système de tel ou tel chef d'école. Aujourd'hui même, où la clinique a été si bien enseignée, où les observations les plus exactes ont été recueillies, classées, comparées, où l'anatomie pathologique est arrivée au plus haut degré de perfection, on voit encore les médecins différer d'opinion sur l'emploi de la saignée, des sangsues, des purgatifs, du quinquina dans telle ou telle maladie; et les élèves d'un maître, sans doute très-habile, soutiennent que jusqu'à lui on n'a rien entendu à la médecine, tandis que ceux d'une autre école, tout en reconnaissant qu'il a répandu les plus grandes lumières sur la nature et le siége de plusieurs maladies, tout en convenant des succès qu'il obtient lui-même par sa méthode, le considèrent cependant comme un novateur hardi, dont les principes, trop généralisés, seraient erronés et dangereux.

Puisqu'il y a tant d'incertitude dans la médecine, qui, depuis plus de deux mille ans, forme une science régulière, et dont les principes, fondés sur d'innombrables observations, ont été sans cesse rectifiés par des observations nouvelles, combien ne doit-il pas y avoir d'incertitude sur le magnétisme, qui, s'il a été pratiqué empiriquement dès la plus haute antiquité, ne forme du moins une doctrine particulière que depuis un petit nombre d'années, et ne peut s'appuyer que sur un petit nombre d'observations? Encore la plupart de ces observations ont été recueillies par des hommes étrangers à la médecine, et qui ont pu se tromper et sur la nature des maladies, et sur les effets qu'ils ont obtenus. Plusieurs d'entre eux ont même été égarés par l'enthousiasme. Enfin, si nous avons des relations bien circonstanciées et bien sûres des guérisons opérées par le magnétisme dans tel ou tel cas, on a passé sous silence les cas semblables où l'on en a fait usage sans en obtenir aucun succès.

Le magnétisme a sans doute une puissance curative vraiment prodigieuse. Mais dans quels cas faut-il en faire usage? Comment doit-on en modifier l'action pour lui donner le degré d'énergie convenable aux cicronstances? Quand doit-on l'employer seul? quand et comment doit-on l'associer à d'autres remèdes? Quelles modifications doit-il apporter dans les traitemens de la médecine ordinaire? Quand agit-il comme palliatif? quand guérit-il radicalement? Dans quels cas les effets qu'il produit autorisent-ils à croire qu'il opérera seul une guérison parfaite? N'y a-t-il pas des cas où il peut faire du mal? n'y en a-t-il pas où il est absolument insuffisant? Doit-il être employé de même dans les maladies chroniques et dans les maladies aiguës? Quelles sont dans ces deux classes de maladies celles qu'il guérit le mieux et le plus sûrement? Les crises qui suivent son action doivent-elles être toujours considérées comme des effets salutaires? Plusieurs somnambules voulant qu'on ne les magnétise que pendant un certain nombre de minutes, et à des intervalles plus ou moins éloignés, doit-on conclure que des personnes très-sensibles, mais qui ne sont pas somnambules, peuvent ne pas se trouver bien d'une action trop prolongée ou trop fréquemment renouvelée; et, dans cette supposition, d'après quels symptômes devrait-on fixer l'époque et la durée des séances? Toutes ces questions, et mille autres non moins importantes, ne peuvent encore être résolues d'une manière positive; et celui à qui elles ne présentent aucun embarras est ou un enthousiaste qui franchit toutes les difficultés, ou un ignorant qui ne les connaît pas.

Le magnétisme ne pourra prendre son rang parmi les sciences, et présenter une doctrine dont on puisse faire l'application dans tous les cas, que lorsque les médecins s'en seront occupés sérieusement, pour déterminer les effets qu'il produit selon les tempéramens, selon les maladies, selon le mode d'application, et pour comparer ces effets à ceux que d'autres remèdes produisent dans les mêmes circonstances.

Il suit de là qu'il y aurait de la témérité à s'en rapporter uniquement au magnétisme pour la guérison des maladies graves, excepté dans quelques cas désespérés, où l'impuissance de la médecine est bien reconnue. Aussi suis-je bien loin de conseiller le magnétisme comme un moyen exclusif: je le conseille seulement comme un auxiliaire à la médecine ordinaire.

J'ajouterai encore ici une considération morale que j'ai présentée dans mon *Histoire critique*. C'est que si, dans une maladie grave, vous vous confiez au magnétisme sans appeler le médecin, vous prenez sur vous une grande responsabilité; et si le malade succombe vous aurez des reproches à vous faire. La médecine ne l'aurait pas mieux guéri, cela se peut; mais vous auriez suivi la marche ordinaire, vous auriez fait ce qu'on a fait de tout temps, et vous ne seriez point troublé par la crainte d'avoir négligé des moyens plus efficaces que ceux que vous avez employés; des parens ou des amis ne seraient pas autorisés à vous blâmer d'avoir livré le malade à un traitement de votre choix.

Faut-il conclure de là qu'on doit être fort réservé dans l'emploi du magnétisme, qu'on ne doit y avoir recours que dans les incommodités légères ou dans les cas désespérés? Point du tout : il faut au contraire en faire usage toutes les fois qu'on le peut, mais avec prudence, et sans écarter la médecine.

Je sais bien qu'il se trouvera des cas où le magnétisme employé seul, avec une confiance sans bornes, avec toute l'énergie possible, aurait guéri un malade qui ne le sera point, parce qu'on a trop modéré son action, parce qu'on ne s'est pas entièrement abandonné à lui, parce qu'on lui a associé des remèdes qui ont balancé ou contrarié son influence. Mais comment savoir à l'avance si l'on doit renoncer à tout autre moyen? et ne vaut-il pas mieux s'exposer au danger de ne pas faire à un malade tout le bien possible, qu'à celui de le laisser périr en renonçant aux méthodes généralement reques? Un homme qui est lassé de la médecine par des essais inutiles, qui n'ayant obtenu aucun soulagement des remèdes, s'est déterminé à n'en plus faire, peut bien se vouer exclusivement au magnétisme, et réclamer pour cela les soins d'un parent ou d'un ami; mais nul autre qu'un médecin n'est en droit de lui en donner le conseil.

J'ai cru ces réflexions nécessaires pour combattre l'enthousiasme de ceux à qui plusieurs guérisons étonnantes ont persuadé que le magnétisme pouvait triompher de toutes les maladies; qu'il était la médecine de la nature, et la seule médecine vraiment salutaire.

Je vais maintenant exposer les règles de pratique qui me paraissent les plus sages; en considérant d'abord les dérangemens de santé en général, ensuite les diverses maladies (1).

Dans les indispositions légères et récentes, dans celles qui ne présentent absolument aucun danger, et lorsqu'il est seulement question de dissiper une douleur locale, de prévenir les suites d'une contusion, de faciliter la circulation en rappelant la chaleur aux extrémités, d'accélérer une guérison que la nature opérerait seule, on peut employer le magnétisme sans autres précautions que celles que j'ai

(1) Avant de livrer ce chapitre à l'impression, je l'ai soumis au jugement de plusieurs médecins.

indiquées et sans aucune crainte : le seul inconvénient serait de ne pas réussir.

Ainsi, quelqu'un a une migraine, on essaie de la dissiper ; une femme a des coliques, on les fait passer ; ou si un accident a depuis peu arrêté chez elle la marche de la circulation, on fait reprendre au sang son cours naturel. On magnétise pour une fluxion, pour un mal d'aventure, pour une blessure légère, pour une foulure, pour une douleur rhumatismale, pour un mal d'estomac, pour un étouffement, etc., etc. On n'a besoin de consulter personne ; il suffit que le malade le désire. On continue tant qu'on le croit utile, et si l'on n'a pas de succès on n'est pas étonné de n'avoir pas réussi, et l'on espère être plus heureux une autre fois. Je n'ai rien à dire sur ces sortes d'indispositions, si ce n'est que le magnétiseur doit s'occuper à les guérir le plus promptement et le mieux possible, en aidant simplement l'action de la nature, sans chercher aucun phénomène, sans se permettre aucune expérience, sans songer à montrer la puissance dont il est doué, ni à prouver à des incrédules la réalité et l'efficacité du moyen qu'il emploie.

Je veux parler des maladies pour lesquelles si on n'avait pas recours au magnétisme, il faudrait suivre un autre traitement ; et je dis qu'il est de la prudence de faire part à un médecin de la résolution qu'on a prise d'essayer du magnétisme, en le priant d'observer les effets que produira ce nouvel agent, afin de modifier son traitement en conséquence. Voilà une règle générale; venons maintenant aux cas particuliers.

Quoique nous n'ayons pas encore un grand nombre d'observations faites par des hommes habiles sur les effets du magnétisme, il y en a cependant qui sont bien constatées, et dont on peut tirer des conséquences : il y en a aussi qui prouvent l'efficacité plus particulière de cet agent dans certains cas : je vais entrer dans quelques détails à ce sujet.

En Allemagne, en Prusse, en Suède, en Hollande, les médecins s'étant occupés du magnétisme, ils ont publié les faits dont ils ont été témoins, et ils en ont tiré des résultats instructifs; mais comme je ne sais point les langues dans lesquelles ils ont écrit, je n'ai pu lire leurs ouvrages. Je suis donc obligé de m'en tenir aux observations que j'ai pu recueillir dans les livres français, latins ou anglais, à celles qui m'ont été communiquées par des hommes éclairés, et à celles que j'ai faites moi-même pour servir de base à mes principes. Je suis sûr du moins que je n'irai point au-delà du vrai, et qu'on ne pourra me reprocher d'avoir poussé la confiance trop loin. J'invite les médecins qui ont étudié le magnétisme à rectifier mes idées, et à donner des règles au moyens desquelles on puisse agir avec plus de hardiesse.

On a cité des guérisons de presque toutes les maladies par le magnétisme; on aurait tort d'en conclure que le magnétisme est un spécifique contre toutes. Il est beaucoup d'individus sur lesquels il agit très-peu, et peut-être point du tout; comme il en est d'autres qui y sont extrêmement sensibles. Ainsi on ne peut pas dire que le magnétisme guérit telle ou telle maladie, mais seulement qu'il a guéri tels ou tels individus qui en étaient atteints : ce qui est très-différent.

D'ailleurs ceux qui ont écrit sur le magnétisme ont ordinairement donné la relation des cas où il avait produit des effets remarquables, sans parler de ceux où son action avait été impuissante.

Ainsi les diverses relations qu'on a publiées des guérisons opérées par le magnétisme sont très-propres à nous révéler la puissance inconcevable de cet agent; mais elles ne nous font connaître ni les limites de cette puissance, ni les obstacles qui s'opposent à son efficacité. Nous ne pouvons nous instruire à cet égard que par notre propre expérience, ou par celles des hommes qui, après avoir long-temps pratiqué le magnétisme, n'ont pas plus oublié les tentatives inutiles qu'ils ont faites, que les cas désespérés dans lesquels ils ont réussi.

Cependant si nous ne pouvons affirmer d'avance que tel individu sera sensible au magnétisme, et qu'il en éprouvera des effets salutaires, nous savons quelles maladies ont le plus souvent cédé à son action, et de quelle manière on doit en modifier l'emploi pour en tirer tout l'avantage possible.

Je vais donc parler des diverses maladies, et indiquer la conduite qui me paraît la plus sage selon les circonstances, et les cas où, d'après les expériences faites depuis quarante ans, on est le plus fondé à espérer du succès.

Il y a deux grandes classes de maladies : les maladies aiguës, qui ont une marche rapide, et qui, lorsqu'on a surmonté les dangers qu'elles présentent dans leur développement, se terminent après une période connue, à laquelle succède la convalescence ; et les maladies chroniques, dont la durée est illimitée, dont la marche est incertaine, et dont les crises et les symptômes varient, sans qu'on connaisse aucun moyen bien sûr d'en déterminer la guérison. Ces maladies font quelquefois périr le malade à la longue ; plus souvent elles rendent son existence douloureuse ou languissante : quelques-unes sont incurables, mais pour aucune on ne peut dire à quelle époque se fera une crise qui annonce la guérison ou la mort.

La conduite du magnétiseur sera toute différente dans ces deux classes de maladies.

Dans les maladies aiguës appelez le médecin aussitôt que vous le pourrez, et suivez les remèdes qu'il prescrit ; mais dites-lui que vous désirez employer le magnétisme comme auxiliaire. Je ne crois point qu'un médecin sage puisse trouver mauvais que vous passiez les mains sur le malade avec le désir de le guérir. S'il regarde cette pratique comme absolument inutile, il ne peut la regarder comme dangereuse, pourvu que cela ne vous empêche pas de faire les remèdes qu'il ordonne. Si vous obtenez quelques effets remarquables, si vous produisez des crises quelconques, telles que des transpirations, des évacuations, etc., si vous calmez la fièvre ou les douleurs, vous en ferez part au médecin, en le priant d'y faire attention ; et vous continuerez à suivre ses avis, à moins que vous n'eussiez le bonheur d'obtenir un somnambulisme bien prononcé, et accompagné de lucidité : car dans ce cas le médecin pourrait vous éclairer, et vous indiquer des questions à faire à votre somnambule; mais le somnambule devrait être écouté de préférence à lui.

Vous observerez attentivement les sensations qu'éprouve le malade à mesure que vous établissez des courans et que vous faites lentement des passes sur tout le corps. Ces sensations, qui indiquent sousouvent le siége du mal, seront pour vous un motif de modifier, d'adoucir ou de renforcer votre action, et de la diriger de préférence vers telle ou telle partie. Les indications fournies par le médecin pourront aussi vous être très-utiles, en vous engageant à déterminer une révulsion vers tel ou tel point, à l'avantage d'un organe essentiel gravement menacé. Vous aurez soin de bien magnétiser toutes les boissons qu'on donnera à votre malade. Vous examinerez si l'action du magnétisme lui est agréable; dans le cas où elle le contrarierait il faudrait cesser. Tâchez de mettre dans vos procédés la plus grande simplicité, pour qu'ils ne causent à votre malade ni trouble, ni inquiétude, ni étonnement. Si votre médecin n'est pas bien convaincu de la réalité du magnétisme, vous éviterez de magnétiser en sa présence. Le désir que vous auriez de produire des effets sensibles et propres à convaincre, vous distrairait de votre objet principal, et pourrait nuire à votre malade. Si vous êtes trop fatigué, si vos forces sont épuisées, discontinuez; vous n'agiriez plus. Si l'inquiétude que vous cause l'état de votre malade, ou le défaut de sommeil, vous ont mis dans un état nerveux, cessez de magnétiser : vous lui feriez mal. Attendez que vous soyez dans un état de calme, et que la confiance l'emporte sur la crainte.

Si vous aviez à votre disposition un somnambule qui vous eût déjà donné des preuves de clairvoyance, vous pourriez le consulter; mais il faudrait vous faire une loi de n'exécuter aucune de ses prescriptions sans le consentement du médecin. Il peut arriver que le somnambule affirme que le médecin a mal jugé le caractère de la maladie, et que d'après la description qu'il fera des circonstances qui en ont précédé la manifestation, ou d'après celle des symptômes qui se montrent chez le malade, et dont il n'avait aucune connaissance, vous soyiez fondé à présumer qu'il a raison. Dans ce cas vous vous trouverez embarrassé. Il faut vous en expliquer avec le médecin, en conservant les égards qui lui sont dus, mais avec franchise et confiance, et le prier d'examiner de nouveau : s'il ne se rend pas, vous appellerez un second médecin pour consulter avec lui. Si les médecins rejettent l'avis du somnambule, vous devez, quelle que soit votre opinion, vous en rapporter à eux. J'excepte seulement le cas où, les médecins jugeant la maladie désespérée, le somnambule parfaitement désintéressé répondrait de la guérison, et appuierait ses assertions sur des raisonnemens et des preuves.

Dans la convalescence vous soutiendrez les forces par le magnétisme.

Ni pendant la maladie, ni pendant la convalescence, il ne faut magnétiser trop long-temps de suite. Deux ou trois séances de demi-heure ou trois quarts d'heure doivent suffire dans presque tous les cas; et vous vous fatigueriez inutilement en en donnant davantage.

Je dis dans presque tous les cas, parce qu'il se rencontre quelquefois des circonstances où l'on doit sans interruption soutenir un mouvement imprimé, ou terminer une crise commencée. Ainsi la goutte s'étant portée à la tête, vous serez parvenu à la faire descendre jusqu'à la poitrine; il faut continuer jusqu'à ce que vous l'ayez entraînée aux pieds. Mais alors l'effet qu'on produit suffit pour indiquer ce qu'on doit faire, sans qu'il soit besoin d'avoir eu d'instruction pour cela.

Dans les maladies aiguës les plus violentes, on a vu souvent le magnétisme calmer les mouvemens nerveux, les spasmes et les accès de douleur, dégager la tête, faire cesser l'état comateux, produire des crises salutaires, et mettre le malade en état de prendre des remèdes ordonnés par le médecin, et qu'il était auparavant impossible d'administrer.

Plusieurs médecins qui ont fait employer le magnétisme sous leurs yeux, m'ont affirmé qu'il leur avait été d'un grand secours pour faciliter l'administration des remèdes, et pour en assurer l'efficacité.

Souvent un malade qui était dans un abattement excessif, et qui pouvait à peine respirer, se ranime après une heure de magnétisme; il sent de nouvelles forces; il éprouve un bien-être qui le surprend; il demande même à prendre quelque nourriture que le médecin peut lui donner sans inconvénient. Presque toujours, lorsque le magnétisme agit bien, le pouls devient régulier. Ce changement est si notable que le médecin peut toujours s'en convaincre.

Très-souvent le magnétisme calme la fièvre, ou du moins le redoublement; il fait cesser le délire; il donne des forces, en même temps qu'il diminue l'agitation des nerfs. Cependant la violence de la fièvre s'oppose quelquefois à ce qu'on établisse le rapport; elle paraît repousser l'action lorsque cette action n'a pas été précédemment établie (1).

Il n'y a pas de doute que c'est dans les maladies aiguës les plus graves que le magnétisme agit avec le plus de promptitude et d'efficacité. C'est dans ces sortes de maladies qu'il opère vraiment des prodiges. Il n'agit pas toujours; mais une fois qu'il agit, il accélère la marche de la maladie, il soutient et développe les forces que les médecins nomment *forces médicatrices;* il amène rapidement les crises qui doivent déterminer la guérison.

Il est d'un grand secours dans la fièvre putride et la fièvre maligne : dans la première il soutient

(1) Un médecin qui a pratiqué le magnétisme avec beaucoup de succès, m'a dit que, dans les fièvres très-violentes, il avait obtenu de bons effets d'un procédé que je dois indiquer. Ce procédé consiste à tremper ses mains dans de l'eau acidulée de vinaigre, et à faire ensuite les passes par la manipulation palmaire et à grands courans. Il m'a assuré que, par ce moyen, il produisait du calme, et souvent de la transpiration.

les forces ; dans la seconde il régularise les mouvemens. Il calme les nerfs dans les fièvres nerveuses ; il donne de la force à l'estomac, et produit des évacuations dans les fièvres bilieuses et gastriques.

Je n'oserai conseiller le magnétisme dans les cas où une inflammation très-forte, accompagnée d'un trouble général dans les fonctions, indique la nécessité de ralentir le mouvement du sang et d'affaiblir le malade. Le magnétisme convenablement appliqué est calmant, en ce qu'il rétablit l'équilibre ; mais il n'en est pas moins vrai qu'il est tonique, qu'il accélère ordinairement la circulation, et qu'il augmente l'action vitale. On peut cependant, dans le cas d'irritation générale, magnétiser à distance, à grands courans, et par la manipulation palmaire, avec l'intention de calmer, et en ayant soin d'écarter le fluide sur les côtés. Si le magnétiseur sent que ses mains deviennent brûlantes, il pourra de temps en temps les humecter avec de l'eau acidulée.

Quand il y a seulement une inflammation locale, comme dans l'esquinancie, on parvient facilement à détourner le sang du lieu où il se porte ; en attirant vers les jambes et les pieds on dégage les parties supérieures. J'ai guéri une esquinancie sous les yeux d'un médecin que j'avais appelé. Je magnétisai le second jour de la maladie ; l'inflammation se dissipa, et le jour suivant le dépôt put être ouvert sans qu'on employât d'autre moyen.

Dans certaines maladies inflammatoires, qui ont leur siége dans les viscères les plus essentiels, le magnétisme, employé à l'époque de l'invasion, peut opérer des merveilles en rétablissant l'harmonie générale, et produisant une crise. Ainsi plusieurs expériences prouvent qu'il a guéri promptement des pleurésies qui s'annonçaient par un point de côté et un crachement de sang. Dans ce cas, on commence par poser la paume de la main sur le siége de la douleur; on l'y laisse quelque temps, puis on étend en faisant des passes à distance avec la main ouverte. On continue ainsi pendant une couple d'heures, et si la douleur n'est pas dissipée, ou du moins considérablement affaiblie, ou si l'on n'a pas amené une crise salutaire, telle qu'une transpiration générale, on a recours aux moyens plus prompt de la médecine. Le temps qui se passe entre l'instant où l'on a fait appeler le médecin, et celui où il a pu se rendre chez le malade, suffit pour s'assurer si le magnétisme agit bien et s'il peut triompher de la maladie. Au reste, il est rare qu'on n'ait pas besoin de joindre quelques remèdes au traitement magnétique, et c'est au médecin à les prescrire.

J'ai vu le magnétisme guérir très-vite, et par un mode d'action qui lui est particulier, des maladies inflammatoires extrêmement graves. En voici un exemple.

Une dame, âgée d'environ cinquante ans, avait depuis plus d'un mois une inflammation de l'estomac. On avait employé les sangsues et tous les remèdes indiqués par d'habiles médecins ; cependant l'état de la malade devenait chaque jour plus inquiétant. Son fils, étudiant en médecine, étant venu me consulter sur l'emploi du magnétisme, je lui conseillai d'en faire usage en ne tenant que très-peu de temps les mains sur l'estomac, et en attirant beaucoup sur les cuisses et les jambes. Deux jours après le jeune homme vint me dire que les douleurs avaient quitté l'estomac pour se porter sur les entrailles, et que cela inquiétait le médecin. Je l'assurai qu'il s'était rendu maître de la maladie, et qu'il la ferait descendre aux extrémités. En effet, le jour suivant il y eut des picotemens dans les cuisses, puis dans les jambes, et le bas-ventre fut entièrement délivré de l'inflammation. Pendant la maladie l'estomac avait perdu les facultés digestives. Comme il n'y avait plus alors d'irritation à craindre, on agit fortement sur l'estomac par l'application des mains, et on lui rendit le ton qu'il avait perdu. La malade ayant été affaiblie par les saignées et par le régime, elle eut une convalescence assez longue mais elle se rétablit parfaitement.

On peut recueillir dans les ouvrages sur le magnétisme, surtout dans ceux qui ont été publiés en Allemagne par des médecins, un grand nombre d'exemples de guérisons de maladies aiguës par le traitement magnétique. Je dois faire à ce sujet deux observations. 1° C'est que, pour fixer son opinion sur la puissance curative du magnétisme, il faut s'appuyer uniquement sur les relations données par des médecins qui ont été à même de juger le caractère de la maladie, la gravité des symptômes, et la marche de la guérison; 2° qu'il ne faut pas attribuer à la seule action du magnétisme les guérisons des maladies dans lesquelles le malade a été somnambule, et moins encore celles dans lesquelles il a consulté des somnambules, parce qu'alors cette action a été aidée par des remèdes.

J'ai vu quelquefois des maladies aiguës être promptement guéries par le magnétisme seul, au moment où elles étaient parvenues au plus haut degré de violence. Je crois devoir citer un fait de ce genre.

M. Boismarsas, ancien militaire, aujourd'hui garde du monument élevé à la place Vendôme, ayant été attaqué d'un cholera-morbus, avec des douleurs atroces, des vomissemens et des convulsions, on avait inutilement employé les remèdes ordinaires, et l'on avait peu d'espérance de le sauver. M. Desprès, l'un des médecins appelés en consultation, proposa d'essayer du magnétisme, qu'il avait vu réussir dans un cas analogue ; et les autres médecins y ayant consenti, quoiqu'ils n'en espérassent rien, il vint me chercher à l'instant. Je vis d'abord que le malade était sensible à l'action du magnétisme ; et sa femme s'étant aperçue de l'effet que je produisais, je lui dis qu'elle pouvait guérir son mari, et je lui montrai comment il fallait s'y prendre. Les vomissemens et les convulsions cessèrent dès la première application de la main ; un léger sommeil produisit du calme, on ne donna plus aucun remède, et dans quinze jours le malade fut guéri (1).

Je ne prétends point conclure de ce fait qu'on obtiendrait le même résultat dans tous les cas semblables ; j'en conclus seulement que l'action calmante du magnétisme peut rétablir promptement l'équilibre, et c'est un motif d'en essayer dans les maladies les plus violentes : on est sûr qu'il ne peut nuire lorsqu'il est convenablement employé, mais son efficacité plus ou moins grande dépend d'une foule de circonstances que nous ne pouvons apprécier.

Parmi les preuves de la puissance du magnétisme, l'une des plus convaincantes c'est qu'on l'a vu ranimer la vie au moment même où elle paraissait

(1) M. J. Dupotet a déjà rapporté ce fait dans son *Exposé des expériences faites à l'Hotel-Dieu en* 1820.

s'éteindre, comme le gaz oxigène rallume un charbon sur lequel il ne reste plus qu'une faible étincelle (1). Quand les organes essentiels sont altérés au point de ne pouvoir plus remplir leurs fonctions, ce retour à la vie est de courte durée : mais il est des cas où une telle puissance pourrait sauver un malade qui paraît désespéré.

Si les médecins français veulent bien se donner la peine de recueillir les faits publiés jusqu'ici, de les soumettre à un examen critique, et d'y joindre leurs propres observations, nous aurons bientôt des données plus sûres sur l'efficacité du magnétisme dans les maladies aiguës : il faut aujourd'hui l'employer avec prudence, et comme auxiliaire de la médecine.

Venons aux maladies chroniques.

Le malade qui s'adresse à vous a une maladie plus ou moins ancienne ; il a essayé de divers remèdes, ou n'en a point fait encore.

Si la maladie est récente, et si le malade n'a fait aucun traitement, vous pouvez vous dispenser d'ap-

(1) Il y en a plusieurs exemples dans les auteurs allemands. On en trouve un très-remarquable dans un ouvrage intitulé *le Russe à Paris*, imprimé en 1814 (chez Barba, 2 vol. in-12), tom. I, pag. 223. L'anecdote qui y est rapportée est de la plus exacte vérité, à cela près que l'auteur, témoin oculaire, en a mis le récit dans ma bouche, quoique je ne l'eusse racontée à personne.

peler le médecin; à moins que vous ne désiriez avoir son opinion sur le genre de maladie, sur les chances et les moyens de guérison, pour apprécier dans la suite les effets que le magnétisme aura produits. Comme la marche de ces maladies est lente, il n'y a nul inconvénient à différer l'usage des remèdes; et cela par plusieurs raisons : d'abord pour vous assurer que les changemens obtenus sont dus au magnétisme, ensuite pour ne pas contrarier la marche de la nature par des agens étrangers; enfin pour que rien ne trouble et ne dérange le malade qui doit s'abandonner entièrement à vous. Continuez ainsi pendant environ un mois, quand même vous n'obtiendriez aucun effet apparent; à plus forte raison s'il se manifeste des crises : excepté dans le cas où vous verriez s'aggraver les symptômes essentiels du mal. En général l'action curative s'annonce d'autant plus vite que la maladie est moins invétérée.

Si le malade a déjà fait des remèdes, vous l'engagerez à les suspendre pour quelques jours, afin de mieux observer l'action du magnétisme; vous substituerez à ses boissons de l'eau magnétisée. Vous lui recommanderez seulement de vivre avec sobriété, et d'éviter la fatigue et les excès de tout genre.

Il y a enfin des maladies qui sont à la fois très-graves et très-anciennes, dont la cause primitive et le siége principal ne sont pas bien déterminés, qui ont pendant long-temps résisté à tous les remèdes, dont les symptômes deviennent chaque jour plus alarmans, et qui peuvent à la longue faire craindre pour la vie. C'est pour ces maladies qu'on désire le plus ordinairement essayer du magnétisme, comme d'une dernière ressource; mais c'est aussi pour celle-là que le magnétiseur doit faire le plus de réflexions, et prendre le plus de mesures avant de se charger du traitement. Il faut d'abord qu'il s'assure que le malade est bien décidé à continuer tout le temps nécessaire, peut-être pendant plus de six mois, et que les personnes qui ont de l'influence ou de l'autorité sur lui ne chercheront point à contrarier cette résolution. Car, dans ces sortes de maladies, lorsqu'une fois l'action est bien établie, et que des crises se préparent, il est très-fâcheux d'avoir à lutter contre des obstacles, et très-dangereux d'interrompre le traitement. Il faut encore que le magnétiseur s'arrange de manière à ce que ce traitement soit régulier, à ce qu'il soit regardé comme l'affaire la plus importante pour lui, pour le malade et pour la famille du malade, jusqu'à la guérison. Il faut enfin que le malade s'engage d'honneur à donner toute sa confiance à son magnétiseur, à ne prendre de conseils que de lui, à suivre exactement le régime qui lui sera prescrit.

Si, comme je l'ai toujours recommandé, on veut

s'éclairer des lumières d'un médecin, il est essentiel d'en choisir un qui connaisse les effets du magnétisme, pour qu'il n'ordonne pas des remèdes qui pourraient contrarier le développement des crises. Ce médecin ne doit point assister au traitement, à moins qu'il ne fût familiarisé avec les divers phénomènes du magnétisme; il pourra voir le malade dans l'intervalle des séances, et faire ses observations au magnétiseur : mais on ne l'admettra jamais pour satisfaire sa curiosité ou pour augmenter sa croyance. Il est à propos que le magnétiseur se soit préparé un bon substitut, pour le cas où une circonstance, telle qu'une maladie ou un voyage indispensable, le mettrait dans la nécessité de suspendre pendant quelques jours. Il serait enfin très-avantageux que, jusqu'à la guérison, le traitement qu'on a entrepris fût un secret pour tout autre que les parens ou les amis intimes, à qui l'on ne doit ni ne peut en faire un mystère, et pour le médecin à qui l'on aurait accordé sa confiance en le priant de n'en rien dire.

Les préceptes que je donne ici sont bien rigoureux ; mais il est des cas où ils sont très-importans. On en modifiera l'application selon les circonstances, et selon la gravité de la maladie.

Entrons maintenant dans quelques détails sur les diverses maladies chroniques les plus communes.

Dans les maladies d'atonie, dans celles du système lymphatique, employez le magnétisme avec toute l'énergie possible. Aidez-vous de la chaîne si vous en avez la facilité.

On a de nombreux exemples de la guérison de l'hydropisie : j'en ai moi-même guéri trois. Le magnétisme produit des crises de sueur ou d'urine. Vous pouvez cependant seconder la nature par de légers sudorifiques ou de légers diurétiques, que vous choisirez d'après l'avis du médecin, et que vous aurez soin de bien magnétiser. Ils agiront alors, quoiqu'ils eussent cessé d'exercer une action lorsqu'on les donnait à plus forte dose avant le traitement magnétique.

Le magnétisme est souverain dans les engorgemens glanduleux. J'ai vu guérir plusieurs fois, et j'ai guéri moi-même des glandes au sein, très-grosses, très-douloureuses, et dont les médecins et les chirurgiens les plus habiles avaient conseillé l'extirpation. J'en ai vu qui n'ont pu disparaître entièrement, mais qui ont été réduites à un très-petit volume, et qui, restées dans cet état plusieurs années après la cessation du traitement, n'ont plus causé la moindre gêne ni la moindre inquiétude. Lorsque l'action est établie, il est à propos d'employer, autant qu'on le peut sans se fatiguer, l'insufflation au travers d'un linge à plusieurs doubles. Ordinairement, lorsque la glande commence à se dissoudre, il s'opère une crise qui se manifeste par de l'inflammation et des douleurs locales. Cette crise est passagère, il ne faut point s'en effrayer : jusqu'à ce qu'elle soit terminée vous emploierez le magnétisme à grands courans, pour calmer les douleurs et l'inflammation.

Dans les obstructions ou engorgemens des viscères, le magnétisme est le plus puissant de tous les remèdes. On présente le doigt en pointe, on tourne pour diviser, on emploie l'insufflation, on entraîne ensuite. Le traitement est quelquefois très-long. Des douleurs critiques se manifestent dans le siége de l'obstruction; mais le malade se trouve mieux chaque jour, et l'obstruction se dissout peu à peu. On facilite l'évacuation de ce qui a été dissous par l'usage de quelques laxatifs; et l'insensibilité au magnétisme prouve que la guérison est complète.

Cependant, lorsque l'obstruction d'un organe essentiel est parvenue à un tel point qu'il ne remplit plus aucune de ses fonctions, et que son tissu est détruit ou entièrement changé, le magnétisme peut être dangereux. En réveillant la sensibilité, en excitant un mouvement vif dans l'organe obstrué, il peut produire une crise que la nature n'aura pas la force de supporter, et le malade périra beaucoup plus tôt qu'il ne l'aurait fait si l'obstruction fût restée indolente. J'ai des exemples de ce malheur. Pour ne pas s'y exposer il suffit de consulter un médecin, qui distinguera si l'obstruction est parvenue à ce degré, où elle est reconnue incurable, et dans ce cas on n'entreprendrait pas le traitement. On pourrait cependant essayer deux ou trois fois, non de concentrer le magnétisme sur l'obstruction, mais de magnétiser à grands courans, pour voir si le malade est susceptible de somnambulisme; car s'il devenait somnambule, il dirait ce qu'il faut faire, et nous ne savons pas s'il ne pourrait se guérir.

Le magnétisme a opéré des guérisons étonnantes dans les maladies scrophuleuses. L'histoire de Gréatrakes suffit pour le prouver. Lorsque ces maladies sont anciennes et invétérées, il faut une grande patience; lorsqu'elles sont héréditaires, je doute qu'on puisse les guérir radicalement.

On a plusieurs fois guéri par le magnétisme des ulcères pour lesquels on avait épuisé les ressources de la médecine. Je vais en citer quelques exemples.

Une femme de cinquante-huit ans avait un ulcère à la jambe, on la guérit en apparence par des topiques. Mais deux mois après il lui survint, au sommet de la tête, un bouton qui, ayant acquis la grosseur d'un œuf, s'ouvrit et laissa échapper une matière verdâtre, purulente et fétide, mêlée quelquefois de caillots de sang corrompu. Bientôt les os du crâne s'exfolièrent, il se fit un trou, l'ulcère s'agrandit, et les médecins le jugèrent incurable. La malade était depuis cinq ans dans cet état; elle souffrait continuellement; elle était privée de sommeil, et ne désirait que la mort, lorsque M. le chevalier Brice, ingénieur-géographe attaché aux postes, voulut la traiter par le magnétisme, dont elle n'avait aucune idée. Il calma d'abord la violence des douleurs; il lui rendit du sommeil; il produisit des crises; et, malgré la répugnance que devait lui inspirer cette affreuse maladie, malgré la fatigue qu'il éprouvait, il eut le courage de continuer, et le bonheur de réussir après quatre mois de soins non interrompus. La cure étant terminée, il magnétisa encore une fois par semaine pendant plusieurs mois. Ce fait est d'autant plus digne d'attention, qu'il n'y a eu ni somnambulisme ni aucun phénomène propre à exciter la curiosité. Cette femme a constamment fait usage de l'eau magnétisée, et elle n'a employé aucun remède. Elle fut un jour magnétisée par un homme très-fort qui l'endormit; mais cela lui fit mal.

Voici quatre faits qui viennent de se passer à Corbeil, et dont je suis allé vérifier l'exactitude.

1° Une femme qui, depuis dix ans, avait un ulcère à la jambe, a été guérie en trente-cinq séances.

2° Un homme de soixante et quinze ans, qui craignait, il y a trois mois, qu'on ne lui coupât la jambe, à cause d'un ulcère large comme la main, et qui s'agrandissait de jour en jour, est aujourd'hui presque guéri. L'ouverture n'a plus que trois lignes de diamètre (1).

3° Un homme avait depuis deux ans, par suite d'une blessure, une plaie dans laquelle on mettait de la charpie. Cette plaie a été fermée en peu de jours.

4° Un soldat avait perdu un bras à l'armée en 1813. L'hiver dernier sa blessure s'est ouverte, et il souffrait beaucoup. Il a été rétabli avec une promptitude qui l'a fort étonné. « J'ai parcouru « bien du pays, me disait-il, je n'ai jamais rien « vu de pareil. »

Dans la phthisie pulmonaire parvenue au dernier degré, je ne crois point que le magnétisme puisse opérer la guérison : il est au-dessus de sa puissance de régénérer un organe essentiel qui est presque détruit. S'il y a toux, oppression, difficulté de respirer, affaiblissement, il facilite la respiration, apaise la toux, ranime les forces, diminue les souffrances et amène promptement un soulagement notable; mais il n'empêche point la marche de la maladie : peut-être même est-il à craindre qu'en augmentant l'activité il n'accélère la dernière crise.

(1) M. de Puységur vient de publier la relation d'un fait analogue; mais le malade ayant été somnambule, il s'est ordonné des remèdes, et ce n'est point uniquement à l'action du magnétisme qu'il doit sa guérison.

Il faut donc beaucoup de prudence et de modération, et ne continuer l'usage du magnétisme qu'autant que le malade le désire et qu'il en éprouve du calme.

Il est à propos d'essayer du magnétisme dans la fièvre lente : si cette fièvre est de nature nerveuse, on parviendra peut-être à rétablir l'équilibre; si elle est produite par une suppuration intérieure, la guérison est peu probable, à moins qu'on n'obtienne le somnambulisme. Mais comme le magnétisme porte directement son action sur le siége du mal, il doit seconder puissamment les remèdes de la médecine, et même avoir une efficacité particulière.

Les accès d'asthme sont presque toujours calmés par le magnétisme, et je suis persuadé que la maladie se guérirait entièrement par un traitement prolongé.

On a vu le magnétisme produire des effets merveilleux dans le vomissement essentiel et chronique, lorsque tous les moyens de la médecine avaient échoué.

M. Barbier, qui demeure à Reims, était depuis vingt ans attaqué de cette cruelle maladie. Il ne pouvait conserver pendant un quart d'heure le plus léger aliment dans l'estomac. Il eut recours au magnétisme, d'après mon avis. Dès le second jour le vomissement cessa, et deux mois de traitement lui ont rendu une santé parfaite.

Deux filles, dont une vomissait depuis quinze mois, l'autre depuis dix, ont été dernièrement magnétisées à l'Hôtel-Dieu : l'une et l'autre ont cessé de vomir dès la seconde séance (1).

Dans les maladies nerveuses, s'il y a prostration de forces, atonie, engourdissement, le magnétisme est souverain. Il agit sans produire des crises apparentes.

S'il y a spasme, convulsions, etc., il calme ordinairement, pourvu qu'il soit bien administré, et il produit souvent des crises plus ou moins singulières.

S'il y a irritation générale, agacement, fièvre nerveuse, il arrive souvent qu'il n'agit point; quelquefois il augmente l'irritation. En général il est moins efficace dans les affections nerveuses, qu'on nomme vapeurs, que dans la plupart des autres maladies, surtout lorsque ces affections sont anciennes, et qu'on a fait beaucoup de remèdes.

Quand le magnétisme agit bien sur les personnes nerveuses, il produit des phénomènes singuliers; mais cela ne prouve pas qu'il guérisse ni mieux ni plus vite. Le somnambulisme des personnes dont

(1) Voyez *Exposé des expériences sur le magnétisme animal faites à l'Hôtel-Dieu de Paris, pendant les mois d'octobre, novembre et décembre* 1820, par J. DUPOTET. Paris, chez Béchet jeune, libraire, place de l'École-de-Médecine.

les nerfs sont très-délicats présente des crises bizarres, des traits de clairvoyance merveilleux ; mais le malade dont l'imagination est très-mobile, et dont l'attention se porte sur mille objets, ne voit pas aussi distinctement son mal et le remède. C'est avec ces sortes de somnambules qu'on a le plus besoin de calme et de prudence, c'est avec eux qu'on doit le plus craindre de se laisser éblouir par le merveilleux et entraîner par la curiosité. Il faut surtout être attentif à ce que le malade ne reste point dans l'état magnétique pendant l'intervalle des crises.

De toutes les maladies, la plus effrayante dans ses accès, la plus redoutable par les dangers auxquels elle expose, et la plus rebelle aux remèdes, est précisément celle qui offre les preuves les plus convaincantes de la puissance du magnétisme : je veux parler de l'épilepsie. Ce n'est pas qu'on soit sûr d'en triompher. Si plusieurs épileptiques ont été radicalement guéris, chez beaucoup d'autres on a seulement diminué la violence et la fréquence des excès, et j'en ai traité moi-même qui sont dans ce cas ; mais il est certain que, sur le grand nombre d'épileptiques qui ont eu recours au traitement magnétique, on a obtenu beaucoup plus de guérisons parfaites qu'on ne l'eût fait par la médecine. Il ne faut donc jamais balancer à l'employer. Les essais peuvent être infructueux, mais ils n'ont aucun inconvénient. Dans plusieurs autres maladies anciennes on ne doit commencer un traitement qu'autant qu'on est sûr de le continuer; si l'on a excité une crise il est essentiel de la terminer. Dans celle-ci le pire est de laisser le malade dans l'état où il était.

Un bon magnétiseur réussit presque toujours à faire cesser promptement une attaque d'épilepsie : on aurait tort d'en conclure que la guérison de la maladie est facile. Le traitement de l'épilepsie exige de la part du magnétiseur beaucoup de confiance, de courage, de persévérance et de dévouement.

L'épilepsie peut être héréditaire ou accidentelle, ancienne ou récente. Elle peut être produite par un vice d'organisation, par un dérangement du système nerveux, par un mouvement désordonné du sang ou des humeurs, par la suppression d'une évacuation, et par plusieurs autres causes; ainsi l'on ne peut savoir à l'avance si elle cédera au traitement magnétique. Les accès étant ordinairement irréguliers, et se renouvelant à des époques plus ou moins éloignées, ils peuvent être suspendus pour un temps plus ou moins long, sans que la cause soit détruite. Cependant on a plus de raisons d'être rassuré lorsque les attaques étaient fréquentes que lorsqu'elles étaient rares avant l'emploi du magnétisme. Par exemple, celui qui avait des accès tous les jours peut être regardé comme guéri s'il passe deux ou trois mois sans en avoir, tandis qu'il faut attendre au moins un an pour porter le même jugement sur celui qui n'avait des accès que tous les mois.

Il suit de là que lorsque le malade est délivré de ses attaques, il faut continuer à le magnétiser pour en empêcher le retour et en détruire la cause. Lorsque plusieurs des époques auxquelles le malade éprouvait ordinairement ses attaques se seront passées sans qu'il en ait eu le moindre sentiment, on pourra discontinuer de le magnétiser tous les jours; on mettra d'abord un, puis deux, puis trois jours, enfin un mois d'intervalle entre les séances; mais on continuera constamment l'usage de l'eau magnétisée, qui doit être employée dès le premier jour du traitement, et long-temps après qu'on a discontinué les séances. Il sera bien aussi que le convalescent porte sur lui un objet magnétisé, que le magnétiseur aura soin de charger de temps en temps de fluide.

On a très-souvent obtenu le somnambulisme dans l'épilepsie. S'il a lieu, le magnétiseur sait ce qu'il doit faire et ce qu'il doit espérer; il est même à peu près sûr de la guérison du malade, pourvu qu'il se conforme aux principes que j'ai donnés sur la direction des somnambules.

Je connais une demoiselle de vingt ans, qui depuis neuf ans avait des attaques d'épilepsie, très-fréquentes à certaines époques, et qui a été traitée sans succès par d'habiles médecins (1). Il y a trois mois qu'elle a eu recours au magnétisme. Dès le premier mois les accès se sont affaiblis et éloignés; à la fin du second mois ils ont entièrement disparu, et sa santé est maintenant aussi bonne qu'on puisse le désirer. Elle s'est interdit toute espèce de remèdes, et elle a dit qu'il fallait la magnétiser encore pendant deux mois, de deux jours l'un, et que sans cela la maladie reviendrait.

Malheureusement elle s'imagine que le magnétisme la fait chaque jour dormir trois heures du sommeil naturel; elle ne croit point au somnambulisme. Elle dit qu'elle est guérie, et sa mère a bien de la peine à lui faire continuer un traitement qui l'ennuie.

Comme la maladie a été causée par un accident, et que la somnambule a donné des preuves d'une grande clairvoyance, je ne doute pas qu'elle sera radicalement guérie, à moins qu'elle n'interrompe son traitement avant l'époque qu'elle a fixée.

Dans les maladies que les médecins nomment *affections histériques*, maladies longues, doulou-

(1) J'ai lu quatre des consultations données par différens médecins : dans les trois premières la maladie est désignée sous le nom d'épilepsie symptomatique ou sympathique; dans la quatrième sous le nom d'affection histérique *incurable*.

reuses, variables dans leurs symptômes, dont le siége est dans les viscères abdominaux, et qui font le désespoir de la médecine, le magnétisme exerce l'action la plus puissante et la plus salutaire; il produit des effets merveilleux, et la guérison s'opère ordinairement par des crises singulières, quelquefois très-violentes, et dont il ne faut point s'effrayer. C'est dans cette maladie qu'on obtient le plus souvent un somnambulisme très-lucide accompagné de phénomènes extraordinaires; mais il ne faut oublier aucune des précautions que j'ai indiquées. Le magnétiseur doit mettre un frein à sa curiosité, conserver du calme, s'interdire toute expérience, éviter avec soin d'exciter l'imagination du somnambule, l'empêcher de s'occuper de choses étrangères à sa santé, ne point flatter sa vanité en paraissant s'étonner de sa clairvoyance, ne point céder à ses caprices, veiller à ce qu'il suive le régime convenable, ne point pousser l'action du magnétisme au-delà de ce qui est nécessaire, et rompre absolument toute communication entre l'état magnétique et l'état de veille. Lorsque dans cette maladie le somnambulisme cesse naturellement, c'est une preuve du parfait rétablissement de la santé. Je répète ici plusieurs choses que j'ai dites dans mon chapitre du somnambulisme; mais c'est parce qu'il n'est aucune maladie dans le traitement de laquelle le magnétiseur soit plus exposé à se laisser entraîner au-delà des bornes par le merveilleux des phénomènes, et qu'il n'en est aucune où ces écarts soient plus dangereux.

L'affection hypocondriaque a beaucoup de rapport avec l'affection histérique, et cède de même au magnétisme; mais avec cette différence que la guérison s'opère souvent sans crises apparentes, et par une diminution graduelle des symptômes de la maladie. Les forces, la gaîté, l'appétit, les couleurs, l'embonpoint reviennent peu à peu. Le même effet a lieu dans les pâles couleurs ou chlorose.

Le magnétisme est indiqué dans toutes les espèces de paralysie. Presque toujours il réveille la sensibilité et rétablit le mouvement; mais quelquefois des douleurs vives se manifestent à mesure que la sensibilité revient. Il faut alors que le magnétiseur et le malade aient de la patience. Dans la paralysie des membres, il est à propos de faire usage des frictions magnétiques. Si le magnétisme agit d'une manière sensible, et qu'il paraisse insuffisant, on s'aidera des remèdes indiqués par le médecin.

La paralysie des organes du mouvement est quelquefois accompagnée de douleurs que le magnétisme parvient à dissiper sans rétablir le mouvement. La paralysie des membres inférieurs a souvent pour cause une affection de la moelle épinière; il faut alors magnétiser en commençant derrière les reins, et conduisant l'action le long des cuisses jusqu'au bout des pieds. J'ai magnétisé un homme qui était dans ce cas ; je ne l'ai point guéri, mais je l'ai beaucoup soulagé. Après chaque séance il avait les pieds rouges comme si on lui eût mis un sinapisme. Dans les paralysies qui ont pour cause la désorganisation d'une partie du cerveau, je présume que la guérison est impossible.

Dans les relations des cures opérées en France, on en trouve plus de soixante de paralysie ; et dans ce nombre il n'est question que de trois somnambules. J'en fais la remarque, parce que rien ne prouve mieux l'efficacité du magnétisme dans cette maladie. D'un côté, les malades n'ayant pas été somnambules, ils ne se sont point ordonné de remèdes, et ils ont dû leur santé au magnétisme seul : de l'autre, quand on a voulu publier des traitemens magnétiques, on a choisi de préférence ceux qui ont présenté des phénomènes singuliers ; et puisqu'on a cité soixante guérisons de paralysie, il est probable qu'il y en a eu dix fois plus.

Le magnétisme calme promptement les spasmes en rétablissant l'équilibre. Dans les spasmes, surtout lorsqu'ils ont pour cause une affection morale, il s'opère ordinairement vers l'intérieur une concentration des forces vitales, qui devient évidente par le froid et la pâleur des extrémités. Ces spasmes se terminent ordinairement par un flux d'urine que le magnétisme favorise, en même temps qu'il ramène la chaleur vers les parties qui en étaient privées.

On devrait essayer du magnétisme dans les aliénations mentales. Je ne crois cependant pas qu'il les guérisse lorsqu'elles sont héréditaires ou très-anciennes, lorsqu'elles tiennent à un vice d'organisation, et lorsqu'il y a constamment un état de frénésie; mais quand la maladie est accidentelle et récente, on a tout lieu d'espérer le succès. J'en donnerai pour preuve un fait dont j'ai été témoin.

Un jeune homme de vingt ans était tombé dans un état de folie tel qu'on avait été obligé de le placer dans une maison de santé. Sa famille désolée s'adresse à un homme qui possède au plus haut degré toutes les qualités qui font le bon magnétiseur. Il va voir le malade; et après des tentatives réitérées pendant trois jours, il parvint à se mettre en rapport, à faire désirer sa présence, et à calmer entièrement les accès. En quinze jours la guérison a été complète, et il ne reste aucun symptôme de l'exaltation qui avait précédé la frénésie.

On voit souvent des aliénés éprouver du bien-être auprès de certaines personnes qui les dominent naturellement, et auxquelles ils se soumettent sans résistance; ce sont ces personnes qui réussiraient le plus facilement à les guérir : celles qui les effrayent ou les repoussent n'y parviendraient pas. Il est probable que, chez plusieurs des fous dont les accès sont irréguliers, on produirait un calme suivi de sommeil, et enfin de somnambulisme (1); alors la guérison serait à peu près sûre. S'il y avait une idée fixe, le magnétiseur la chasserait par sa volonté. Je crois bien que la plupart des tentatives qu'on ferait en ce genre seraient infructueuses; mais ici la chose est si importante, et la médecine a si peu de ressources, qu'on ne doit pas négliger un moyen dont le succès est possible.

Lorsque chez les femmes un organe très-essentiel paraît menacé d'un squirre ou d'un ulcère, le magnétisme est le meilleur et le plus actif de tous les remèdes; mais je ne crois pas qu'il puisse opérer la guérison si la maladie a fait beaucoup de progrès. Dans ce cas il dissipe d'abord les douleurs, il rétablit les forces; mais le mal reparaît ensuite et s'aggrave malgré tous les soins qu'on se donne.

Plusieurs incommodités, et même quelques maladies assez graves, sont produites chez les femmes par la suppression ou le dérangement de la marche de circulation à laquelle la nature les a soumises.

(1) L'histoire de la maladie et de la guérison du jeune Hébert, que M. le marquis de Puységur a publiée, est un des ouvrages les plus curieux et les plus instructifs qu'on puisse consulter sur la puissance du magnétisme pour calmer l'agitation des nerfs, et pour faire cesser les accès de folie qui en sont la suite.

Dans ces cas très-fréquens, l'efficacité du magnétisme est prouvée par des faits innombrables ; il rétablit presque toujours la circulation, plus ou moins vite, selon que le mal est plus ou moins ancien. Il faut diriger l'action des flancs jusqu'aux pieds, en s'arrêtant sur les genoux (1). On évitera de poser les mains sur l'estomac, excepté en établissant les grands courans ; on évitera surtout de les tenir trop long-temps sur la tête, dans la crainte d'y faire remonter le sang. Le somnambulisme s'étant fréquemment montré dans cette maladie, on peut espérer de l'obtenir ; mais, par la raison que je viens de dire, il faut bien se garder de le provoquer en concentrant l'action sur le cerveau. Quand l'effet qu'on désire aura été produit, on se contentera de magnétiser légèrement pour établir l'harmonie générale.

Dans les fièvres intermittentes on emploiera d'abord les grands courans sur les bras, puis l'application sur l'estomac, d'où l'on attirera vers les pieds. Il faut choisir le moment où l'accès commence. On aura souvent la satisfaction d'arrêter le frisson dès la première fois, et la fièvre aura seulement lieu en chaud. On magnétisera également le jour où il ne doit pas y avoir d'accès. Assez ordinai-

(1) On ne devrait pas employer ce procédé si l'on soupçonnait un état de grossesse.

rement les fièvres cessent après quelques séances, de trois à six. Il est à propos de magnétiser encore quelques jours après, et de faire boire de l'eau magnétisée, pour empêcher le retour de la maladie.

Dans les maux d'estomac qui viennent de faiblesse, l'application de la main sur l'estomac produit une chaleur tonique et curative. S'il y a irritation, ce procédé ne convient pas ; on doit alors agir à distance par les procédés les plus calmans. Si l'estomac est tapissé de bile ou de saburre, ce qui s'annonce par l'état de la langue, le magnétisme ne dispense point d'un émétique ou d'un purgatif ; à moins que dès la première fois il n'excite une évacuation : ce qui peut arriver chez les personnes très-sensibles à son action.

Pour guérir les maux de tête accompagnés de froid aux pieds, on pose pendant quelques momens les mains sur la tête, on continue par les grands courans, et l'on fait des passes réitérées sur les jambes. Les pieds s'échauffent, la tête se dégage. Si le mal de tête est accidentel il ne revient pas ; s'il était ancien et habituel on ferait usage de chaussons magnétisés. Les migraines qui ont leur siége dans l'estomac cèdent à l'application de la main sur l'estomac. Celles qui sont nerveuses sont plus difficiles à guérir ; on essaie de divers procédés, et l'on soutire le fluide de la tête en le ramenant vers les côtés. Si la migraine est périodique, si elle existe depuis plusieurs années, si elle est la suite d'un coup, si elle est produite par un dépôt dans la tête, on doit la considérer comme une maladie chronique qui exige un traitement prolongé. Dans ce cas on peut bien la faire passer subitement; mais on s'expose à des dangers si on ne continue pas plusieurs jours de suite pour détruire la cause, en amenant une crise. En général, lorsqu'on a enlevé une douleur périodique, il est essentiel de continuer l'usage du magnétisme jusqu'à l'époque où l'accès devait revenir. La guérison ne peut avoir lieu que par une crise qu'il ne faut pas laisser imparfaite; et l'on n'est fondé à croire qu'elle s'est opérée, que lorsqu'on voit manquer l'accès auquel on s'attendait. Le déplacement subit d'une humeur qui s'était fixée depuis long-temps dans un organe essentiel, peut produire une maladie grave, si l'on néglige de soutenir et de diriger le mouvement qu'on a d'abord imprimé.

Les douleurs produites par une transpiration arrêtée sont presque toujours guéries par le magnétisme, dont l'effet le plus ordinaire est de rétablir la transpiration. Les maux causés par la suppression d'une sueur locale, comme aux pieds, aux mains, etc., disparaissent de même par le retour de cette sueur, qu'on provoque en attirant vers les extrémités, et qu'il faut avoir soin d'entretenir.

Dans les rhumatismes, les sciatiques, etc., les

douleurs sont quelquefois considérablement soulagées, ou même emportées dès la première séance, d'autres fois elles sont seulement déplacées : le plus souvent elles se calment ou se dissipent peu à peu, après un traitement plus ou moins long. Le rhumatisme est ordinairement chronique, mais il peut appartenir aux maladies aiguës, être accompagné d'une fièvre violente, et nécessiter un traitement médical analogue à celui des fièvres inflammatoires. Dans ce cas on magnétisera à distance, en attirant au-delà des extrémités et par les procédés les plus calmans ; et l'on se hâtera d'appeler le médecin qui, d'après les effets qu'on aura d'abord produits, jugera s'il peut se dispenser d'avoir recours à d'autres remèdes. C'est dans le rhumatisme aigu que, sur certains sujets, le magnétisme opère de la manière la plus prompte et la plus surprenante. J'ai vu des malades qui avaient dans tous les membres des douleurs si vives, que le moindre attouchement leur était insupportable, être tellement soulagés, après une demi-heure de magnétisme, à petite distance, que je pouvais leur faire des frictions sans qu'ils en éprouvassent la moindre gêne. Mais lorsque les douleurs sont ainsi calmées, il ne faut pas croire que la maladie soit guérie. Elle ne peut l'être que par une crise ou par un traitement prolongé, et, comme je l'ai dit, c'est au médecin à prononcer sur ce qu'il convient de faire pour dissiper entièrement l'inflammation, empêcher le retour des douleurs et détruire la cause du mal.

Je dois ajouter que de toutes les maladies qu'on a traitées par le magnétisme, le rhumatisme est celle dans laquelle on a obtenu le plus de succès, quoiqu'on n'ait que très-rarement produit le somnambulisme.

J'ignore si le magnétisme guérirait la goutte fixée aux pieds et aux mains, lorsqu'il y a des nodus; mais j'ai vu un accès de goutte si violent, que le malade ne pouvait poser le pied à terre, soulagé à la première séance, et guéri à la troisième, assez bien pour que depuis dix-huit mois les douleurs ne soient pas revenues. J'ai vu aussi une somnambule guérir en quinze jours son magnétiseur, qui depuis long-temps souffrait de la goutte dans les genoux et dans les pieds. Elle n'a employé pour cela que des passes le long des jambes, continuées chaque jour pendant un quart d'heure. Comme il ne s'est écoulé que six mois depuis cette guérison, je ne puis affirmer que la somnambule ne s'est point trompée en disant que la maladie ne reviendrait plus.

Lorsque la goutte est remontée à la tête ou à la poitrine, le magnétisme la ramène promptement aux pieds. Trois expériences que j'ai faites dans ce cas m'ont parfaitement réussi : il est vrai que la malade était très-sensible au magnétisme, et parfaitement en rapport avec moi.

Le magnétisme me paraît devoir être un excellent remède contre le scorbut, produit par le mauvais air, par le mauvais régime, par la suppression d'une évacuation, etc. Quand cette maladie est constitutionnelle et parvenue à son dernier période, si la guérison est possible, elle doit du moins être fort difficile; mais on aidera beaucoup la puissance de la médecine. Le magnétiseur doit employer l'action la plus énergique et la plus soutenue.

Les maladies des yeux sont si nombreuses et si variées qu'elles sont devenues l'objet d'une étude spéciale pour une classe de médecins qui s'en occupent exclusivement, et qui en jugent le traitement fort long, et souvent la guérison très-incertaine. Je crois que le magnétisme convient mieux que tout autre remède, parce qu'il porte directement son action sur l'organe de la vue, et qu'il pénètre dans l'intérieur du cerveau. Dans la plupart des cas il agit plus efficacement que les saignées, les purgatifs et les vésicatoires. Les yeux sont-ils affaiblis, il donne de la force. Dans les ophtalmies il dissipe l'inflammation en détournant l'humeur qui se porte sur les yeux. Dans une paralysie commençante du nerf optique, il serait très-propre à rendre à ce nerf du mouvement et de la sensibilité.

J'ai vu plusieurs fois guérir en peu de jours des ophtalmies pour lesquelles les oculistes les plus habiles avaient jugé nécessaire de faire un traitement compliqué. Les procédés doivent varier selon la nature du mal. S'il y a inflammation, on cherche à calmer et à entraîner, et l'on rétablit l'équilibre; s'il y a atonie, on agit directement sur les yeux, en présentant les doigts réunis: ou bien on tourne le pouce sur les yeux, en posant les autres doigts sur la tempe. Dans tous les cas, il faut faire laver les yeux avec de l'eau magnétisée, qui excite presque toujours une sensation particulière. On peut aussi, pendant un quart d'heure, et plusieurs fois par jour, tenir dans ses mains une bouteille remplie d'eau magnétisée, dont on présente l'orifice devant les yeux, à trois ou quatre lignes de distance (1).

Lorsqu'une maladie des yeux est parvenue à un certain degré, ou lorsqu'elle tient à un vice de l'organe, il est tout simple qu'on ne réussisse pas. Dans une goutte sereine, où depuis sept ans la cécité était totale, j'ai rappelé, au bout de quinze jours, la faculté de voir la lumière et de distinguer certains objets. La pupille a repris la sensibilité qui la fait se contracter, mais je n'ai pu aller plus loin; et lorsque j'ai cessé de magnétiser, après dix mois de patience, la cécité est revenue peu à peu. Si la ma-

(1) En parlant de l'eau magnétisée dans mon quatrième chapitre, j'ai oublié d'indiquer ce procédé dont j'ai vu des effets remarquables, surtout dans une inflammation de l'intérieur du nez.

ladie eût été moins ancienne, il est probable que je serais parvenu à la guérir.

Je ne crois pas qu'il fût possible de détruire une cataracte bien formée : cependant j'ai vu à Corbeil une femme dont on attribuait la cécité complète à une cataracte, et qui a été guérie en quinze jours.

On a fréquemment fait disparaître des taies sur les yeux. Je connais une dame qu'une taie produite par la petite vérole avait privée d'un œil, et qui l'a recouvré en se faisant magnétiser pour une autre maladie. Voici un second exemple qui prouvera qu'on réussit quelquefois en continuant avec patience, quoiqu'on n'ait produit d'abord aucun effet.

M. Paul Geritz, médecin et professeur de l'institut des Georgicon à Keszthely, étant à Pesth, on le consulta pour une fille de huit à neuf ans qui, par suite de la petite vérole, avait un œil entièrement couvert d'une taie si épaisse qu'elle ne voyait pas la lumière. Il jugea, comme tous les médecins qu'on avait déjà consultés, que la maladie étant incurable par les moyens ordinaires, il serait inutile de faire des remèdes ; et la jeune fille lui ayant inspiré beaucoup d'intérêt, il résolut d'entreprendre son traitement par le magnétisme. Pendant deux mois l'action parut absolument impuissante ; le troisième mois la taie s'amincit, et, dans le mois suivant, la guérison fut complète. C'est M. Geritz qui, pendant le séjour qu'il vient de faire à Paris, m'a raconté ce fait et m'a autorisé à le citer.

J'ai magnétisé pendant deux mois une demoiselle de dix-sept ans qui, depuis sa naissance, avait une taie sur l'œil droit, et dont l'œil gauche était si faible qu'elle ne pouvait, sans beaucoup de fatigue, lire ou travailler à la lumière d'une bougie; la taie s'est considérablement amincie, et je ne doute pas qu'elle aurait entièrement disparu, si je n'avais été obligé de discontinuer le traitement. Quant à l'œil gauche, il a acquis et il conserve depuis dix ans toute la force qu'on peut désirer.

La surdité accidentelle cède ou résiste au traitement magnétique, selon la cause qui la produit. Le procédé le plus convenable consiste à diriger le magnétisme dans l'orifice de l'oreille par les doigts réunis et par l'insufflation, et à déterminer ensuite des courans. On a quelquefois réussi sur des sourds-muets; apparemment dans le cas où la surdité avait pour cause l'atonie ou l'engorgement, et non l'absence ou la lésion de quelques parties essentielles de l'organe (1). Quant aux bourdonnemens et au dou-

(1) Dans les établissemens où sont réunis soit des sourds-muets, soit des aveugles-nés, il serait très-utile que le médecin voulût bien traiter par le magnétisme ceux qui sont malades, d'abord pour les guérir, ensuite pour savoir quelles idées se développeraient chez ceux qui de-

leurs d'oreilles, on les dissipe souvent avec une promptitude surprenante. Il en est de même des douleurs de dents, lorsqu'elles sont nerveuses.

Je n'ai point encore parlé d'une classe de maladies dont les unes sont chroniques et les autres aiguës. Ce sont les phlegmasies cutanées : comme la petite vérole, la rougeole, la petite vérole volante, les clous ou furoncles, le charbon ou anthrax, les boutons au visage, la teigne, etc. Je crois que le magnétisme convient à toutes. Dans la petite vérole et la rougeole il accélère et régularise la marche de la maladie, et facilite l'éruption. Si, par un accident, les boutons sont rentrés, ce qui est fort dangereux, il les fait reparaître. On en a plusieurs exemples.

Dans les furoncles, si l'on magnétise au moment où l'inflammation commence, il est possible qu'on la dissipe en facilitant la circulation et produisant une crise légère; si le furoncle est déjà formé, on apaise les douleurs et l'on hâte beaucoup la maturité en employant une action locale. J'en ai plusieurs fois fait l'essai avec un succès complet. Pour les panaris, on doit faire des passes le long du bras

viendraient somnambules, et comment ils rendraient ces idées. Le résultat de cette expérience, qui ne présente aucun inconvénient, répandrait certainement des lumières sur la physiologie et sur la psycologie.

jusqu'à l'extrémité du doigt sur lequel on concentre l'action, on attire ensuite au dehors; et si l'on fait usage d'un cataplasme calmant ou résolutif, on a soin de le bien magnétiser. Pour les boutons au visage il faut employer les grands courans, et réitérer les passes sur les jambes.

Il est probablement des cas où le magnétisme serait insuffisant pour la guérison de la teigne; mais on fera toujours bien d'en essayer avant de recourir aux remèdes de la médecine. J'ai vu un enfant de cinq ou six ans guéri en deux mois : on avait employé les grands courans, le baquet et surtout l'eau magnétisée, qui le purgeait beaucoup.

Il est à présumer qu'on obtiendrait de bons effets du magnétisme dans les affections dartreuses, surtout si l'eau magnétisée produisait des évacuations.

L'état de grossesse ne doit jamais mettre obstacle à l'emploi du magnétisme : c'est même dans cet état qu'il peut rendre les plus grands services; on l'a vu souvent remédier à des accidens graves, et qui faisaient craindre une fausse couche. On l'a vu aussi faciliter le travail de la nature dans l'accouchement; et cela est tout simple, puisqu'il augmente les forces et qu'il calme les douleurs et les crises nerveuses.

Je crois que dans l'état de grossesse, surtout pendant les premiers mois, on ne doit point faire des passes sur les cuisses et les jambes. Elles pourraient imprimer au sang un mouvement qu'il est essentiel d'éviter.

Dans les suites de couches, le magnétisme peut encore être d'un grand secours, surtout pour rétablir le cours naturel du lait lorsqu'il a été dérangé (1). Le choix des procédés dépend des circonstances, et peut être déterminé par les principes que j'ai donnés.

A la suite d'un accouchement très-laborieux, on voit quelquefois l'enfant qui vient de naître ne donner presque aucun signe de vie, parce qu'il n'a pas la force d'exécuter le mouvement des muscles inspirateurs nécessaires pour établir la respiration. Il périrait alors faute d'air si l'on ne parvenait à exciter ce mouvement par divers moyens, tels que les frictions et l'introduction de l'air dans la poitrine. M. Thiriat, professeur d'accouchemens et médecin des eaux de Plombières, s'est assuré, par l'expérience, que le magnétisme produisait très-vite l'effet désiré. Il l'a employé avec insufflation sur la poitrine au travers d'un linge. Il présume, avec raison, que le même moyen serait très-efficace pour rappeler à la vie les asphyxiés (2).

(1) Il est clair qu'il faut s'abstenir du magnétisme lorsqu'on veut faire passer le lait.

(2) Voyez *Bibliothèque magnétique*, t. 4, p. 149. Paris, Dentu.

Le magnétisme calme la plupart des douleurs des enfans à la mamelle, il leur donne des forces et favorise le développement de l'organisation. Les mères l'emploient par une impulsion naturelle lorsqu'elles voient souffrir leurs enfans, et elles réussissent à les soulager. Elles obtiendraient bien plus de succès si elles avaient une entière confiance en la puissance dont la nature les a douées.

En général, les enfans sont fort sensibles au magnétisme; dès qu'ils en ont éprouvé du bien, ils reconnaissent que celui qui les a magnétisés a le pouvoir de les guérir par les procédés qu'ils lui ont vu employer, et ils sont les premiers à réclamer le même secours quand ils se trouvent incommodés. Un enfant de cinq ans, que je vois tous les jours, ayant été piqué au nez par une abeille, pendant que je me promenais avec lui, je lui enlevai la douleur en quelques minutes. Depuis ce moment, chaque fois qu'il avait le plus petit mal, il venait me demander de le guérir.

Un médecin qui a, pendant dix-huit mois, suivi le traitement de M. Wolfart à Berlin, m'a raconté que ce célèbre magnétiseur avait, deux fois par semaine, une séance pour les enfans en bas âge; qu'après avoir fait ranger autour de son baquet les nourrices et les bonnes qui les portent dans leurs bras, ou les tiennent par la main, il faisait sur eux quelques passes, et que les enfans le regardaient avec plaisir. Il m'a ajouté qu'il ne se souvenait pas d'en avoir vu pleurer pendant le temps de la séance. Il m'a dit enfin qu'à l'heure du traitement, les enfans qu'on y avait menés plusieurs fois témoignaient, par des gestes et des cris, le désir qu'ils avaient qu'on les y conduisît encore.

Parmi les faits nombreux qui prouvent la promptitude et l'efficacité de l'action du magnétisme sur les enfans, je vais en citer deux que j'ai vérifiés.

Une fille de dix-huit mois avait un orgelet qui lui faisait mal. Son père la prend sur ses genoux, il la magnétise en lui mettant la main sur les yeux, l'enfant s'endort aussitôt : une heure après elle se réveille, et l'orgelet avait disparu.

Mme ***, de Châlons-sur-Marne, avait un fils de six ans dont les intestins étaient si relâchés qu'il se salissait toutes les nuits. On avait employé tous les moyens imaginables pour remédier à cette infirmité. Enfin sa mère prend le parti de le magnétiser. La première fois le magnétisme produisit une évacuation extraordinaire, la seconde fois il y eut encore un mouvement; mais le troisième jour l'enfant fut guéri. On continua quelques jours encore sans qu'il éprouvât aucune sensation, et il n'a plus eu le moindre symptôme de son incommodité.

On a souvent obtenu des effets surprenans du magnétisme sur de jeunes personnes rachitiques, ou affectées de vices de conformation qui semblaient exiger que, pendant un temps fort long, on joignît à des remèdes internes les moyens mécaniques très-perfectionnés de nos jours. Un habile médecin m'a raconté qu'après avoir soigné sans succès une jeune demoiselle qui était contrefaite par une déviation considérable de l'épine du dos, il essaya de la faire magnétiser, et qu'il fut très-étonné de voir au bout de quelques mois la colonne vertébrale parfaitement redressée.

J'ai connu une fille de douze ans dont les vertèbres lombaires formaient une saillie considérable ; un respectable ecclésiastique, qui lui avait fait faire sa première communion, conseilla à sa mère de la magnétiser, et se chargea de diriger le traitement. En quinze jours, les vertèbres reprirent la situation qu'elles devaient avoir. Cette fille avait la fièvre et des douleurs intérieures depuis deux ans; elle avait consulté plusieurs médecins et fait beaucoup de remèdes. Le magnétisme l'a constamment soulagée, mais il n'a pu la guérir.

J'ai vu à Corbeil une fille de quinze ans qui, depuis sa première enfance, avait une jambe plus courte que l'autre de six pouces, et une callosité à la hanche, de la grosseur du poing. En six semaines de traitement, la callosité a diminué de moitié et la jambe s'est allongée de trois pouces en même temps qu'elle a repris de la force.

Je ne m'étendrai pas davantage sur les effets que

le magnétisme produit dans les diverses maladies et sur le mode d'application qui me semble préférable, selon les circonstances (1). Je reviens à des observations générales.

J'ai dit que pour magnétiser avec succès il fallait unir la confiance à la volonté. Il est cependant utile d'être prévenu que la puissance dont on fait usage a des limites qu'il est impossible de franchir. Dans plusieurs maladies chroniques, reconnues incurables, parce qu'elles attaquent un organe essentiel et qu'elles ont fait beaucoup de progrès, le ma-

(1) L'un des fondateurs de la société magnétique qui existait à Paris sous la présidence de M. le marquis de Puységur, se propose de publier par souscription un Exposé de toutes les cures opérées en France depuis Mesmer jusqu'à nos jours. Ce travail, dont j'ai lu le manuscrit, formera 2 vol. in-8°. Les ouvrages dont il offre l'extrait feraient plus de soixante vol. On y trouvera tout ce qui peut éclairer sur le genre des maladies, sur le mode de traitement et sur les crises qui ont amené le soulagement ou la guérison. L'auteur s'est principalement attaché à rendre compte des cures opérées par les médecins ou sous leurs yeux. Le nombre de ceux qui ont donné des attestations est de plus de deux cent-cinquante. Ce recueil de faits dispensera de chercher les relations répandues dans un grand nombre de livres dont quelques-uns sont très-difficiles à trouver, et qui presque tous contiennent des détails inutiles, ou des théories plus ou moins hypothétiques.

gnétisme produit souvent un changement dont on est étonné, et d'après lequel on ne doute pas qu'on s'est emparé de la maladie, et qu'elle sera guérie en peu de temps : mais bientôt le malade retombe dans l'état où il était, et finit par succomber. C'est que le magnétisme, qui ne peut triompher d'une affection organique portée à un certain degré, dissipe d'abord les maladies accessoires : il donne des forces, il ramène le sommeil, il calme les nerfs, il fait cesser les douleurs, il diminue les engorgemens ; mais la maladie essentielle existe toujours, elle reparaît ensuite, le magnétisme agit moins, et le malade perd ordinairement toute confiance. Ce n'est point là une raison pour ne pas essayer du magnétisme ; mais c'en est une de ne pas se flatter, de ne pas annoncer comme certaine la guérison d'une maladie ancienne, parce qu'on a produit en peu de jours un changement notable et une amélioration qu'on n'avait pu obtenir par tous les remèdes de la médecine.

Il est enfin beaucoup de maladies qui tiennent à la constitution, ou qui proviennent d'un vice dans le sang, ou qui attaquent principalement les nerfs, dans lesquelles le magnétisme amène constamment du mieux, sans pouvoir détruire la cause. Il ne faut point alors lui demander plus qu'il ne peut faire. On aurait tort de s'imaginer qu'on trouvera un meilleur magnétiseur, ou qu'on réussira par des procédés plus actifs. Il faut que le malade sache se résigner à vivre avec son ennemi, comme on le dit vulgairement, et que le magnétiseur ait le courage de continuer un traitement qui fait plus de bien que tout autre, et qui n'a point d'inconvénient. On peut, selon le genre de la maladie, se faire magnétiser un quart d'heure tous les jours, ou n'avoir recours au magnétisme que lorsque le besoin s'en fait sentir. Combien de gens de ma connaissance doivent au magnétisme une existence supportable, sans qu'on puisse se flatter de leur rendre une parfaite santé!

Il arrive assez souvent qu'après avoir produit d'abord une amélioration très-sensible, le magnétisme cesse d'agir ou du moins de manifester son action; alors le malade s'en dégoute, il y renonce, et il a recours aux remèdes : cela est très-sage, dans le cas où il n'en aurait point fait encore; mais je dois avertir que je n'ai jamais vu une maladie pour laquelle on avait inutilement épuisé les ressources de la médecine, et qui avait ensuite été adoucie par le magnétisme, être guérie par de nouveaux remèdes après qu'on a renoncé à l'usage du magnétisme.

Quelquefois au contraire on voit une maladie s'atténuer et se guérir enfin par le magnétisme après un temps fort long, et lorsqu'on n'osait plus s'en flatter. Je vais en citer un exemple.

Une jeune femme très-intéressante, née à Paris et mariée dans une ville de province, était depuis trois ans tourmentée par le tic douloureux : elle avait consulté plusieurs médecins, elle avait essayé d'un grand nombre de remèdes et fait beaucoup d'usage de quinquina : son estomac était dans le plus mauvais état. Ayant eu occasion de la voir pendant un voyage qu'elle fit à Paris, je lui conseillai le magnétisme, et j'en fis l'essai deux mois de suite ; je l'endormis plusieurs fois sans obtenir le somnambulisme, je réussis à dissiper les douleurs lorsque l'accès avait lieu ; mais je ne parvins point à en empêcher le retour. Lorsqu'elle repartit, j'engageai son mari à continuer le traitement. Pendant deux ans, il la magnétisa presque tous les jours sans pouvoir la guérir ; mais les accès devinrent moins fréquens et moins douloureux, et l'eau magnétisée, dont elle faisait constamment usage, rendit les digestions très-faciles ; enfin au bout de quatre ans elle a recouvré une parfaite santé qu'elle doit à la persévérance de son mari.

Le sujet que je viens de traiter serait susceptible de beaucoup de développemens. Lorsque d'habiles médecins auront étudié le magnétisme, ils pourront nous donner de nouvelles lumières sur les modifications que le siége et les symptômes des différentes maladies doivent apporter dans son application. Toutefois les détails dans lesquels je suis entré me paraissent suffisans pour diriger les personnes qui veulent employer leurs facultés à faire du bien. Si j'ai cherché à exciter la confiance, j'ai mis encore plus de soin à maintenir cette confiance dans les limites de la sagesse. En suivant la marche que j'ai tracée, on n'aura jamais à se repentir d'avoir fait usage du magnétisme comme d'un auxiliaire à la médecine.

Il me reste à faire deux observations, dont une est applicable à toutes les malades graves qui ont été guéries par le magnétisme, l'autre à celles dans lesquelles le magnétisme a exercé une grande action.

1° J'ai dit que lorsqu'on avait rendu la santé à un malade, et que la convalescence était terminée, il fallait cesser de magnétiser; mais on a remarqué dans plusieurs maladies qu'un an après la guérison, on éprouvait un malaise ou quelques accidens qui faisaient craindre que la cause du mal ne fût pas entièrement détruite; lors donc qu'on a terminé le traitement d'une de ces maladies, je pense que c'est une précaution fort sage d'avoir de nouveau recours au magnétisme pendant une quinzaine de jours, quand il s'est écoulé environ un an depuis l'époque où l'on a terminé le traitement qui a amené la guérison. Cela n'est pas toujours nécessaire; mais, dans le doute, on fera bien de s'imposer cette règle, surtout si l'on n'est pas éloigné du magnétiseur auquel on doit le retour de sa santé.

2° Lorsque le magnétisme a établi un rapport parfait entre le magnétiseur et le magnétisé; lorsque celui-ci est entré dans l'état que nous avons nommé magnétique, et surtout lorsqu'il est devenu somnambule, il n'est pas douteux que le magnétiseur peut agir sur lui à distance, s'il s'en occupe fortement. Je dois avertir que l'exercice de cette puissance exige les plus grandes précautions, et qu'on ne doit jamais s'en permettre l'usage pour faire une expérience. Il est sans doute fort curieux d'essayer si l'on fera sentir son action à quelqu'un qui est éloigné et qui ne s'y attend pas; mais cet essai peut avoir beaucoup d'inconvéniens; il peut même produire des accidens graves. Les inconvéniens, lorsqu'il n'y a pas de sommambulisme, sont d'exciter des demi-crises qu'on ne peut ni développer ni soutenir. Sur celui qui est susceptible de somnambulisme, le danger est de produire cet état lorsque le malade se trouve avec des personnes qui ne sont point en rapport avec lui, et qui, en le touchant ou en cherchant à le réveiller, peuvent lui faire beaucoup de mal. J'ai dit que celui qui voulait exercer le magnétisme devait s'affranchir de toute curiosité, et c'est ici surtout qu'il est essentiel de faire l'application de ce principe.

Il est cependant des cas où le magnétiseur doit faire usage de la faculté qu'il a d'agir de loin; mais ce sera après avoir pris les précautions convenables, et jamais par un motif de curiosité. Votre malade a des douleurs vives, vous présumez qu'elles l'empêcheront de dormir la nuit : vous avez éprouvé que vous calmiez ces douleurs par votre présence ; occupez-vous de lui, et magnétisez-le par la pensée, avec la seule intention de le calmer : il est probable que vous y réussirez. Si votre malade est somnambule, demandez-lui, pendant son somnambulisme, si vous lui feriez du bien à telle heure, en agissant sur lui. S'il vous y engage, alors prenez les précautions convenables pour que rien ne puisse le déranger ; avertissez-le de l'heure à laquelle il doit se trouver seul, ou avec la personne qui a coutume d'assister aux séances et à qui vous aurez fait part de votre projet. Dès lors vous n'avez rien à craindre, et la crise de somnambulisme, amenée à l'heure où la nature en a besoin, lui fera beaucoup de bien. — Mais on dira que le somnambulisme a été produit par l'imagination du malade et non par ma pensée et par ma volonté. — On ne dira rien du tout : car vous ne devez rendre compte à personne des phénomènes, du moins jusqu'après la guérison. — Mais je ne saurai pas moi-même si j'ai réellement agi. — Eh! qu'importe? Est-ce pour vous convaincre que vous magnétisez, ou bien pour guérir votre malade? Si c'est pour le guérir, il est indifférent que vous le guérissiez par votre propre influence ou par celle de son imagination. D'ailleurs vous n'avez pas besoin de chercher des phénomènes extraordinaires pour fortifier votre croyance; et si vous avez un somnambule bien sensible, le hasard vous offrira tant de faits merveilleux, tant de preuves convaincantes, que vous en serez étonné. Encore une fois, quand vous magnétisez, ce n'est pas pour vous, c'est uniquement pour le malade qui s'est livré à vos soins, à votre bienveillance, à votre charité.

Il est fréquemment arrivé qu'un magnétiseur a continué le traitement d'un malade somnambule qui avait été obligé de se séparer de lui, et que ce malade lui a écrit en somnambulisme le détail de ses crises et ce qu'il fallait faire pour terminer sa guérison (1). Cela réussira toujours avec un magnétiseur prudent et un somnambule docile; mais si les précautions ont été mal prises, si le magnétiseur néglige de s'occuper de son malade aux heures convenues, il vaudrait cent fois mieux rompre le rapport et abandonner le malade à la nature.

On peut, chez plusieurs sujets, renouveler le somnambulisme avec un objet magnétisé : cela fa-

(1) Je possède plusieurs lettres écrites dans l'état de somnambulisme; elles sont bien supérieures à celles que les mêmes personnes écrivent dans l'état de veille, non-seulement pour le fonds des idées, mais encore pour l'élégance du style et le choix des expressions.

cilite l'action du magnétiseur, mais cela ne le dispense point de penser à son malade pour soutenir et régulariser la crise.

Ceux qui ne connaissent pas les phénomènes du magnétisme regarderont comme des absurdités ce que je viens de dire : mais ceux qui auront une fois reconnu par eux-mêmes l'influence qu'ils peuvent exercer sur leurs somnambules, seraient exposés à commettre des imprudences si je ne les avertissais pas du danger. C'est donc un devoir pour moi d'exposer les vérités dont j'ai la certitude, sans m'inquiéter du jugement des incrédules. Je ne demande point aux personnes à qui j'adresse cette instruction de croire sur ma parole à la réalité des phénomènes extraordinaires ; je leur demande seulement de suivre les conseils que je leur donne, s'il arrive que ces phénomènes se présentent à eux.

Après avoir parlé du magnétisme comme d'une faculté qui nous a été donnée pour guérir et soulager les maux de nos semblables, et que nous devons employer avec prudence, mais avec confiance et avec tout le zèle de la charité, il ne sera pas hors de propos de dire un mot du parti qu'on peut en tirer pour guérir les animaux domestiques qui nous aident dans nos travaux, ou qui nous intéressent par l'attachement qu'ils ont pour nous.

Il paraît que tous les êtres vivans sont plus ou moins sensibles à l'influence du magnétisme. Je ne parlerai point ici de l'action que certains animaux exercent les uns sur les autres ; ce serait me jeter dans des discussions d'histoire naturelle et de physiologie fort étrangères au but que je me suis proposé, celui d'enseigner à tirer parti du magnétisme pour faire du bien.

Le magnétisme peut être employé avec le plus grand succès pour la guérison des animaux domestiques. Il paraît même que son action est plus sûre, plus constante, plus efficace sur ces animaux que sur les hommes : soit parce que l'homme a, par ses facultés, une grande supériorité sur les animaux, soit parce que ceux-ci n'opposent aucune résistance, et s'abandonnent entièrement à l'influence qu'ils reçoivent.

Je n'ai point essayé de guérir des animaux ; je me suis seulement assuré par moi-même que le magnétisme agit sur eux ; mais j'ai recueilli un grand nombre de faits, j'ai été témoin de résultats évidens, et plusieurs de mes amis, observateurs exacts, m'ont raconté les crises qu'ils avaient produites et les guérisons qu'ils avaient opérées avec une promptitude surprenante sur des chiens, sur des chevaux, sur des chèvres, sur des vaches, etc. Les faits sur lesquels repose ma conviction me semblent certains, et je ne les affirmerais pas si je n'en avais la preuve directe.

J'ai vu des chiens en bonne santé donner des signes de leur sensibilité au magnétisme, et quelquefois même paraître inquiétés de son influence ; mais je n'ai pas poussé loin ces sortes d'observations, qui m'auraient fatigué sans me conduire à des résultats utiles. Elles ne sont concluantes que pour celui qui les fait lui-même, et je n'ai pas besoin de m'assurer d'une chose qui n'est pas douteuse pour moi. Les procédés à employer pour les animaux sont les mêmes que pour les hommes. Si ont connaît le siége du mal on concentre l'action sur la partie affectée, pour entraîner ensuite. Si on ne le connaît pas, on emploie les grands courans à distance.

Je connais des exemples vraiment étonnans de l'efficacité de l'eau magnétisée employée en lotion, et des compresses imbibées d'eau magnétisée pour la guérison des plaies aux jambes des chevaux.

Il n'y a sans contredit aucun inconvénient à faire des expériences sur les animaux ; mais je crois qu'on réussira beaucoup mieux si on les magnétise d'après les mêmes principes que j'ai donnés pour magnétiser les hommes, c'est-à-dire avec la seule intention de les guérir.

On voit, dans les campagnes, des paysans qui prétendent avoir le secret de guérir certaines maladies des animaux domestiques, et qui, en effet, réussissent. Si on examine ce qu'ils font, on reconnaîtra qu'ils magnétisent, et que les moyens accessoires qu'ils emploient ne sont absolument rien par eux-mêmes. Des personnes éclairées obtiendraient les mêmes résultats, si elles avaient la même confiance.

C'est toujours un bien de soulager des êtres souffrans; et, en guérissant des animaux, on rend souvent un grand service aux hommes.

CHAPITRE VIII.

Des inconvéniens, des abus et des dangers du magnétisme, et des moyens de les prévenir.

Les antagonistes du magnétisme, après avoir prononcé qu'il n'existe pas, ont déclamé contre les dangers qui l'accompagnent. Je ne m'arrêterai point à prouver que ce qu'ils ont dit des procédés employés pour le mettre en action et des effets qu'il produit est bien loin de la vérité, et que les anecdotes qu'ils ont citées pour le rendre odieux sont absolument étrangères. Je conviendrai qu'on a quelquefois abusé du magnétisme, et qu'on peut en abuser encore. Mais un danger n'est plus rien lorsqu'on en est averti, et qu'on a des moyens faciles et certains de l'éviter. Le magnétisme est un agent d'une puissance inconcevable; son utilité dépend de l'emploi qu'on en fait. On peut le comparer au feu, dont on ne s'interdit pas l'usage par la crainte des incendies.

Ceux qui se conformeront à la doctrine exposée dans les chapitres précédens n'auront jamais à craindre que le magnétisme fasse le moindre mal. Cependant comme plusieurs de mes lecteurs pourraient ne pas sentir l'importance des précautions que j'ai recommandées, que d'autres pourraient être alarmés par ce qu'on a raconté des suites fâcheuses de quelques traitemens, que d'autres enfin pourraient me reprocher d'avoir dissimulé les motifs de ceux qui condamnent le magnétisme, je crois devoir consacrer un article à résumer et à développer ce que j'ai dit sur ce sujet. J'aime mieux tomber dans des répétitions que de laisser la moindre incertitude sur des choses essentielles. Je vais donc signaler les inconvéniens, les abus, les dangers du magnétisme, et je montrerai que tous, sans exceptions, seront infailliblement écartés par l'application des principes que j'ai établis.

Pour mettre plus d'ordre et plus de clarté dans cette discussion, je considérerai le magnétisme sous trois points de vue, et je parlerai 1° des dangers que les traitemens magnétiques peuvent entraîner pour les bonnes mœurs et pour la paix de l'âme; 2° du désordre qu'une fausse direction du magnétisme ou le défaut de quelques conditions essentielles peuvent produire dans l'économie animale; 3° des inconvéniens qui naissent d'une confiance aveugle aux somnambules, et des opinions erronés auxquelles on est quelquefois conduit par la vue des phénomènes extraordinaires.

§ I. *Des dangers du magnétisme relativement aux bonnes mœurs, et des moyens de les prévenir.*

En décrivant les procédés du magnétisme, j'ai dit qu'on employait des frictions légères, l'application des mains sur la poitrine, sur le cœur, sur les genoux, l'insufflation, le regard, etc.; mais j'ai dit aussi que ces procédés indiqués comme les plus actifs, peuvent être suppléés par d'autres qui, soutenus par la volonté et l'attention, auront la même efficacité. Lorsqu'un homme est prié d'essayer l'action du magnétisme sur une femme malade, il doit s'interdire tout ce qui pourrait blesser la modestie la plus scrupuleuse, ou causer le moindre embarras, et même tout ce qui pourrait sembler inconvenant aux spectateurs. Il ne se placera point vis-à-vis de la personne sur laquelle il veut agir; il ne lui demandera point de le regarder, il se contentera de l'inviter à s'abandonner à l'action; il lui prendra les pouces pendant quelques momens, et il fera ensuite les passes à distance et sans la toucher. Il est inutile d'avertir que lorsqu'un homme magnétise une femme il ne doit jamais se trouver seul avec elle.

Si les procédés du magnétisme peuvent présenter quelques inconvéniens, ce n'est ni dans la société, où l'on est obligé d'éviter ce qui blesse les convenances, ni dans les traitemens publics, où tout est ordonné de manière à ce que la décence soit respectée : c'est dans les hôpitaux, et je dois fixer sur ce point l'attention des médecins en chef, non pour qu'ils restreignent l'emploi d'un moyen salutaire, mais pour qu'ils en dirigent et surveillent la méthode; car ce serait leur faute s'il se mêlait quelque chose de repréhensible au bien qu'on doit en obtenir. Je vais m'expliquer.

Les médecins et les élèves internes des hôpitaux commencent aujourd'hui à essayer l'action du magnétisme. Ils choisissent de préférence de jeunes femmes ou de jeunes filles attaquées de maladies nerveuses, parce qu'ils les croient plus susceptibles et plus propres à présenter des phénomènes curieux. Comme ils sont accoutumés à toucher indistinctement tous les malades, soit pour s'assurer du siége du mal, soit pour faire des pansemens, et qu'ils n'ont jamais d'autre idée que celle de remplir les fonctions dont ils sont chargés, ils ne se doutent pas que les procédés du magnétisme exigent une réserve particulière et des précautions prises d'avance pour écarter tout ce qui pourrait agir sur leur imagination ou sur celle de la malade. Je crois bien qu'ils se respectent assez pour ne jamais se permettre la moindre chose qui blesserait la modestie, et pour repousser toute pensée étrangère au but qu'ils se proposent; mais l'effort même qu'on fait pour chasser une idée inconvenante détourne de l'objet qui doit seul occuper l'attention. Ils doivent donc se méfier d'eux-mêmes, redouter également les impressions qu'ils pourraient éprouver et celles qu'ils pourraient produire, et prendre à l'avance des mesures telles que rien ne vienne troubler la pureté d'une action qui se porte à la fois sur le physique et sur le moral.

Voici les conseils que je dois donner à ce sujet, en attendant que le magnétisme soit assez généralement connu, établi et pratiqué pour qu'ils ne soient plus nécessaires.

Si un médecin veut magnétiser une malade qui garde le lit, elle doit être bien couverte; si elle peut se lever, elle doit être vêtue de la manière la plus décente. Le médecin ne la touchera que pour lui prendre les pouces, ou pour faire quelques frictions sur les pieds par-dessus les couvertures. Toutes les passes seront faites à distance. Il est souvent nécessaire de concentrer l'action sur un organe, par exemple, sur le plexus solaire, ou sur le foie, ou sur la rate; dans ce cas il présentera les doigts en pointe, ou bien il fera usage d'une baguette d'acier ou de verre, pour éviter le moindre attouchement. Il sera convenable qu'il y ait une garde-malade auprès du lit pendant la durée de la séance : personne ne sera introduit. Le magnétiseur ne se permettra aucune expérience, et, s'il obtient le somnambulisme, il n'interrogera la malade que sur sa maladie et sur les moyens de la guérir. Il rendra compte au médecin en chef des résultats qu'il aura obtenus.

Il peut arriver qu'une garde-malade, douée d'intelligence et de bonté, reconnaisse, par ses propres yeux, l'efficacité du magnétisme, et qu'elle sente en elle-même le désir et la faculté de faire le bien : dans ce cas le magnétiseur excitera sa confiance et se fera suppléer par elle en prenant soin de la diriger ; toutefois il lui recommandera de n'en point parler. Le moment n'est pas encore arrivé où l'exercice du magnétisme pourra être une des fonctions les plus importantes des gardes-malades.

Je n'ai parlé ici de l'emploi du magnétisme dans les hôpitaux que parce qu'on en a tout récemment fait plusieurs essais. Je présume que si les jeunes médecins continuent de s'en occuper, ils ne négligeront pas de s'instruire des conditions essentielles au succès des tentatives qu'il voudront faire pour fournir un puissant auxiliaire à la médecine thérapeutique.

Revenons à l'emploi du magnétisme dans la société. Les précautions que j'ai précédemment indiquées suffisent pour écarter tous les inconvéniens du magnétisme, lorsqu'on ne veut en faire usage que pendant quelques jours, et tant qu'il ne se présente ni somnambulisme ni sommeil magnétique. Mais il en faut bien d'autres dans les maladies chroniques qui paraissent exiger un traitement fort long, et dont la guérison est ordinairement précédée par des crises et par un état magnétique très-prononcé.

Dans ces sortes de maladies, le magnétisme, entre des personnes de différent sexe, doit être proscrit, à moins que par des conditions réunies à la pureté des mœurs et à la sévérité des principes des deux individus, la différence des sexes ne puisse avoir aucune influence. Les seuls hommes qui puissent entreprendre le traitement d'une jeune femme sont le père ou le mari : j'en ai dit plus haut les raisons ; je crois inutile d'entrer dans de plus grands détails : je dois seulement indiquer ici les exceptions à ce que je donne comme une règle générale.

Il est évident que l'âge avancé de l'un des deux individus anéantit un danger qu'on ne saurait trop redouter ; mais il est une autre circonstance qui le rend à peu près nul pour les gens de bien. Un homme qui vit à la campagne voit une pauvre fille ou une pauvre femme malade, et il juge que le magnétisme leur rendrait la santé. Après s'être bien examiné pour être sûr que la charité seule le fait agir, qu'elle lui fera surmonter les fatigues et les dégoûts, que la curiosité et le désir de faire des expériences n'entrent pour rien dans sa détermination, il peut entreprendre le traitement.

Si la malade s'attache à lui, ce sera par une respectueuse reconnaissance. La différence d'état et de fortune, en un mot, la nature des relations sociales s'opposent à ce qu'il s'éveille d'autres sentimens, d'autres idées chez de pauvres villageois. On ne s'occupe jamais de ce qui est hors du possible. Je recommanderai cependant au magnétiseur d'exciter chez la malade la confiance en Dieu et les sentimens de religion, pour diriger sa sensibilité vers des objets d'un ordre supérieur, et qui sont à la portée de tout le monde. Quand elle sera guérie, elle s'occupera dans ses prières de celui qui a été l'instrument de la Providence pour lui rendre la santé : et le magnétiseur se rappellera toujours avec satisfaction le bien qu'il a fait.

Ici je prévois qu'on cherchera à me mettre en contradiction avec moi-même. Vous avez, me dira-t-on, cent fois émis le vœu que les médecins s'emparassent exclusivement du magnétisme, c'est demander que les femmes ne soient pas magnétisées, ou qu'elles le soient par des hommes. Voici ma réponse.

Il est à désirer que les médecins instruits soient seuls chargés de la direction des traitemens magnétiques ; mais autre chose est la direction d'un traitement, autre chose la manipulation individuelle.

Un médecin peut réunir autour d'un réservoir magnétique un grand nombre de malades de tout âge et de tout sexe, et donner au besoin ses soins à chacun d'eux, mais il ne peut se charger d'un traitement direct qu'en observant toutes les convenances, en écartant tous les dangers possibles, en prévenant même les soupçons les moins fondés. Il faut donc qu'il se fasse suppléer auprès d'une malade qui l'intéresse, et qu'il choisisse pour cela une femme instruite par lui, et qui ait également sa confiance et celle de la malade.

Je dis plus, lorsque le magnétisme sera généralement reconnu, lorsqu'il fera une partie essentielle de la médecine, et ce temps n'est peut-être pas très-éloigné, le médecin qui en fera usage en grand aura deux traitemens, un pour les hommes, un pour les femmes; on évitera ainsi les réunions qui pourraient servir de prétexte à la critique.

Le magnétisme établissant des rapports de confiance et d'amitié entre le magnétiseur et le magnétisé, la précaution d'en interdire l'usage entre des personnes de différent sexe, n'est pas la seule que l'on doit prendre, surtout à l'égard des jeunes gens, qui sont plus susceptibles de recevoir de nouvelles impressions. Si un père ou une mère ne peuvent eux-mêmes magnétiser leur fils ou leur fille, ils doivent connaître le caractère et les principes de la personne qu'ils prieront de les suppléer, non-seulement parce que les opinions se communiquent dans une liaison intime, mais parce que dans les traitemens prolongés, et particulièrement lorsqu'on a produit le somnambulisme, le magnétiseur finit à la longue par exercer, même à son insu, une influence morale qui peut modifier l'humeur, les sentimens et les principes de celui à qui il rend la santé. Au reste, les personnes qui, sans aucun intérêt, se déterminent à entreprendre le traitement d'une maladie, sont poussées par le désir de faire du bien ; et la charité suppose presque toutes les vertus.

Ce qu'on a raconté de la dépendance où les somnambules sont de leur magnétiseur a inspiré contre le somnambulisme des préventions mal fondées. Cette dépendance n'est que relative ; elle a des limites nécessaires, et ne peut avoir les conséquences qu'on a voulu faire redouter. Le somnambule conserve sa raison et l'usage de sa volonté : lorsqu'il sent que le magnétiseur veut son bien, il lui cède, et, fortifié par lui, il se détermine à vaincre une mauvaise habitude, à résister à un penchant ou à une fantaisie nuisible, à prendre un remède qui lui répugne et qu'il a jugé nécessaire : il profite de l'ascendant de celui-ci pour travailler sur lui-même et se mettre dans une position avantageuse qui puisse se continuer dans l'état de veille. Quelquefois il obéit aux ordres de son magnétiseur dans des choses indifférentes, parce que le désir de le satisfaire l'emporte sur la contrariété qu'il éprouve : mais celui-ci n'obtiendrait de lui ni la révélation d'un secret qu'il est de son devoir ou de son intérêt de cacher, ni des choses essentiellement contraires aux principes d'honnêteté auxquels il est attaché dans l'état de veille : un acte de volonté répréhensible le révolterait et lui donnerait des convulsions (1). Les expériences qu'on s'est permises

(1) « Des agens extérieurs peuvent malgré nous porter « le désordre dans notre organisation physique ; mais notre « organisation morale ne dépend que de notre volonté. « Aussi long-temps que l'homme veut être libre, il le de- « meure tant en somnambulisme qu'en l'état de veille. On « peut blesser, on peut tuer ; mais on ne peut vicier un « être humain sans son consentement. »

C'est ainsi que s'exprime M. Passavant, en citant à l'appui de son opinion plusieurs faits remarquables.

Supposons toutefois la possibilité d'un somnambulisme léthargique et l'existence d'un être assez dépravé pour se permettre des choses contraires à la pudeur, il est inutile d'examiner s'il en résulterait quelque danger, puisque nous avons établi comme une règle sans exception, qu'un homme qui magnétise une femme ne doit jamais se trouver seul avec elle.

pour montrer qu'on pourrait se faire obéir des somnambules, ont toujours été des expériences de curiosité, sans aucun danger pour la morale, mais fort imprudentes, en ce qu'elles fatiguaient inutilement les malades et pouvaient s'opposer à leur guérison. On se les interdira absolument lorsque le magnétisme sera assez connu pour qu'on ne s'étonne plus des phénomènes qu'il produit, lorsqu'on sera bien convaincu que c'est une sorte de profanation d'employer comme amusement une faculté que Dieu nous a donnée pour faire du bien à nos semblables.

Je terminerai cet article par une remarque intéressante : c'est que, parmi ceux que la curiosité porte à essayer de magnétiser, les uns y renoncent aussitôt que leur curiosité est satisfaite, les autres au contraire s'attachent de plus en plus à la pratique à mesure que leur curiosité s'éteint. Ces derniers ont été captivés par le seul plaisir de faire du bien. Les jouissances de l'esprit s'affaiblissent en perdant de leur nouveauté, celles du cœur deviennent d'autant plus vives qu'on les a goûtées plus long-temps : la source en est intarissable.

§ II. *Des dangers qui peuvent naître pour l'économie animale, soit de l'abus, soit de la fausse application du magnétisme, et des moyens de les éviter.*

Ceux qui ont voulu inspirer des craintes contre l'emploi du magnétisme comme moyen curatif, se sont fondés sur un raisonnement assez spécieux, et qui serait très-juste s'il était question de la médecine ordinaire. Puisque le magnétisme a une action très-puissante, ont-ils dit, cette action doit être salutaire ou nuisible, selon le genre de maladie. S'il est tonique, il augmentera le mal lorsqu'il y a déjà trop d'excitation; s'il est calmant, il ne fera aucun bien dans les cas d'atonie.

Les défenseurs du magnétisme ont répondu qu'on ne pouvait le comparer aux médicamens qui ont par eux-mêmes une propriété déterminée. Le magnétisme, ont-ils dit, agit sur tout l'organisme, il seconde les efforts que fait la nature pour se débarrasser du principe de la maladie; s'il calme, c'est en rétablissant l'équilibre; s'il fortifie, c'est en rappelant le fluide vital dans les organes qui en manquent.

Cette réponse est la conséquence de la théorie la plus vraisemblable; et je crois que si le magnétisme était employé dans toute sa pureté et dégagé de tout ce qui est accessoire au principe qui forme son essence, il ne pourrait être nuisible dans aucun cas.

Il existe quelques êtres privilégiés, doués d'une foi vive qui n'hésite jamais, d'une confiance exempte d'orgueil, d'une charité tellement expansive qu'ils s'oublient eux-mêmes pour s'identifier avec un être souffrant. La réunion de ces qualités les met dans un état magnétique pendant lequel ils sont dirigés par un instinct plus sûr que tous les calculs de la raison. La puissance de leur âme domine chez le malade toutes les forces intérieures; elle les excite ou les calme à son gré. Leur action, quelquefois insuffisante, sera toujours plus ou moins salutaire. Mais je dois ici considérer le magnétisme tel qu'il peut être pratiqué dans le temps et dans le monde où nous vivons, et par les personnes à qui cette instruction est adressée.

Ne nous occupons donc point d'une théorie abstraite; consultons l'expérience pour savoir si, dans certaines circonstances, le magnétisme n'a pas fait quelque mal; écoutons les médecins qui en condamnent l'usage, non pour disputer contre eux, mais pour profiter de ce qu'il y a de vrai dans les motifs de leur opinion. Des faits innombrables, recueillis depuis quarante ans, ont démontré en général la puissance curative du magnétisme; mais n'a-t-il pas quelquefois produit des effets contraires à ceux qu'on en voulait obtenir? Si cela est, il faut examiner dans quelles circonstances ces accidens ont eu lieu, à quelles causes on doit les attribuer, quelles précautions nous devons prendre pour qu'ils ne se renouvellent jamais.

Je suis persuadé qu'il n'y a presque point de maladie qui, par elle-même, soit de nature à être aggravée par le magnétisme convenablement employé; mais il peut arriver que le magnétisme ne convienne pas à tel ou tel individu, soit à cause de ses dispositions particulières, soit parce qu'il n'y a nulle sympathie entre lui et le magnétiseur, soit parce que celui-ci a une action trop forte qui produit du trouble, soit parce qu'il en a une trop faible qui établit une lutte dans laquelle il ne peut triompher, soit parce qu'il ne connaît pas le mode d'application qui serait utile. Dans ces circonstances, il est de la prudence de ne pas s'abstenir à lutter contre les obstacles, à moins que le magnétisé ne soit poussé par une sorte d'instinct à demander qu'on continue. Il y a certaines personnes à qui le magnétisme cause une irritation nerveuse : quand on s'en aperçoit, il faut magnétiser à distance avec l'intention de calmer, et en s'éloignant peu à peu d'un bout de l'appartement à l'autre : on soutirera même le fluide par des passes transversales; on ne se livrera à aucune inquiétude; mais on s'arrêtera si on ne parvient pas à faire succéder un état de bien-être à cette première secousse. Nous savons par les somnambules que, dans certains cas, le magnétisme doit être employé avec beaucoup de réserve, et que son application doit varier selon les circonstances, soit pour le degré de force, soit pour la durée des séances, soit pour le choix des procédés. Lorsqu'il y a exaltation de système nerveux, il est de la prudence d'en modérer ou même d'en suspendre l'action.

L'espèce d'irritation nerveuse dont je viens de parler ne ressemble point du tout aux douleurs que le magnétisme produit ou renouvelle dans un organe affecté. Ces douleurs prouvent l'action du magnétisme, et sont la suite du travail qu'il opère pour expulser le principe du mal, dont elles font souvent découvrir le siége. On entretient ces douleurs critiques pendant un certain temps, on les calme du mieux qu'on peut avant la fin de la séance; on s'attend à les voir se renouveler à la séance suivante, et quelquefois dans les intervalles, jusqu'à ce qu'il n'y ait plus d'obstacle à la libre circulation du fluide, et l'on ne s'en effraie point. Souvent dans la paralysie le magnétisme excite de vives douleurs, parce qu'il rétablit la sensibilité dans les membres avant de leur rendre le mouvement.

Ceci me conduit à parler d'un danger très-réel, celui d'interrompre un traitement commencé et de ne pas soutenir une crise qu'on a excitée et que la nature ne peut développer et terminer sans être aidée par le magnétisme. Ce danger est nul dans les incommodités légères et récentes, mais il est très-grand dans les maladies organiques et anciennes. On peut faire beaucoup de mal en magnétisant une seule fois avec énergie pour dissiper une douleur intérieure produite par un dépôt, par une humeur qui, depuis plusieurs années, se porte à certaines époques sur un organe : quand on a dérangé un mouvement qui était établi, ou qu'on a excité un mouvement contraire, il faut le régulariser pour qu'il n'amène aucun désordre. Les accidens qui ont eu lieu parce qu'on a brusquement interrompu un traitement commencé, ne doivent point être attribués au magnétisme, mais à l'imprudence du magnétiseur. Je me ferai mieux entendre en citant deux exemples. Le premier est celui d'une dame qui, depuis douze ans, avait tous les mois une violente migraine. Un jour que je me trouvai chez elle pendant qu'elle souffrait beaucoup, je lui enlevai la migraine dans une demi-heure. Le mois suivant, la migraine étant revenue, elle me fit appeler. Je l'enlevai de même : le lendemain elle se trouva très-bien ; mais, deux jours après, elle eut dans tout le corps des douleurs insupportables, elle fut attaquée d'une fièvre violente qui a duré six semaines et dont elle a été guérie par la médecine ordinaire. Depuis cette époque, elle n'a plus eu de migraines. Je ne doute pas que cette maladie aiguë avait été produite par l'humeur que j'avais déplacée, et qu'elle n'aurait pas eu lieu, si lorsque je lui enlevai la migraine la première fois, j'avais continué à la magnétiser un mois de suite pour produire une crise quelconque.

Le second fait est encore plus remarquable ; il prouve sans réplique qu'on ne doit se permettre d'essayer l'action du magnétisme que lorsqu'on est sûr de continuer autant que cela est nécessaire.

Une fille de dix-huit ans, qui habitait la campagne, ayant fait une chute, elle eut pendant quelques mois des douleurs de tête, et devint complètement aveugle d'une goutte sereine. Des personnes qui prenaient à elle beaucoup d'intérêt, la firent traiter par d'habiles oculistes ; on l'envoya ensuite à l'Hôtel-Dieu, où l'on essaya tous les remèdes. Elle fut enfin déclarée incurable ; et comme ses parens étaient sans fortune, on la fit placer à la Salpétrière. Elle y était depuis trois ans, lorsqu'un étudiant en médecine, qui magnétisait une dame, lui proposa de venir chez cette dame, en lui disant qu'il espérait pouvoir la guérir : elle accepta avec reconnaissance ; et des personnes qui lui étaient attachées se chargèrent de la faire conduire tous les jours au traitement. Elle se rendit donc chez la dame ; et celui qui lui avait offert ses soins la magnétisa avec énergie pendant une heure, en lui posant les mains sur la tête. Elle éprouva un ébranlement extraordinaire, qui cependant ne fut pas douloureux ; mais la nuit suivante elle fut attaquée de violentes douleurs de tête. Elle retourna chez la dame, où elle ne trouva pas le magnétiseur, qui avait fait dire que des affaires imprévues l'obligeaient à suspendre le traitement. De jour en jour les douleurs augmentèrent ; elles devinrent enfin insupportables, et furent accompagnées d'une fièvre qui prenait tous les soirs et durait une partie de la nuit. La pauvre fille fut mise à l'infirmerie, où on lui fit beaucoup de remèdes qui ne la soulagèrent point. Elle était depuis onze mois dans cette situation cruelle, lorsqu'on me pria de la magnétiser. Je la fis venir chez moi tous les jours ; j'employai le magnétisme à grands courans, et j'attirai sur les jambes, qui s'engourdirent d'abord au point qu'elle ne pouvait les remuer. Après quinze séances, elle se trouva rétablie, et depuis cette époque elle jouit d'une bonne santé, à la cécité près.

C'est cette même fille dont j'ai continué le traitement pendant près d'un an, parce que les effets que j'avais produits après la cessation des douleurs m'avaient fait espérer que je lui rendrais la vue. J'en ai parlé dans le chapitre précédent. Il est évident que les douleurs de tête étaient des douleurs critiques produites par le magnétisme, et qu'elles auraient cessé dans peu de jours si on eût soutenu la crise : peut-être même aurait-on pu alors lui rendre la vue.

Dans certaines maladies organiques très-graves et très-anciennes, les efforts que fait la nature pour prendre une nouvelle direction peuvent produire les crises les plus douloureuses et les plus alarmantes. Si le magnétiseur s'effraie, s'il interrompt l'action, le malade court risque de succomber. Dans ces cas, heureusement fort rares, il serait nécessaire d'avoir un somnambule assez clairvoyant pour annoncer les crises, la manière de les développer et le résultat qu'elles doivent avoir. Le magnétiseur serait également assuré s'il était dirigé par un médecin versé dans la connaissance du magnétisme. A défaut de ce secours, je puis seulement recommander d'avoir de la confiance et du courage. J'ai vu l'interruption ou la fausse direction d'un traitement avoir à la longue les conséquences les plus funestes ; mais je n'ai jamais vu d'accident grave être la suite d'une crise violente dont on n'a pas contrarié le développement.

Bien des gens craignent que le magnétisme n'excite des commotions nerveuses et même des convulsions, parce qu'ils se rappellent les effets qu'il produisit d'abord chez Mesmer ; mais à l'époque où Mesmer réunit pour la première fois des malades autour du baquet, il ne connaissait ni les moyens de diriger l'agent qu'il employait, ni celui de calmer les crises; et depuis 1784 que les vrais principes du magnétisme sont bien connus, on n'a vu se reproduire aucune des scènes dont on avait fait tant de bruit. Il est cependant bon de dire ici dans quel cas des crises nerveuses peuvent avoir lieu, et comment on évite tous les inconvéniens.

Le magnétisme produit réellement des crises nerveuses dans les maladies du système nerveux; mais alors ces crises sont nécessaires pour la guérison, elles sont la suite d'un travail que fait la nature pour changer une mauvaise direction et établir l'équilibre : le magnétiseur ne les interrompt pas, il les calme avec une action douce et par sa volonté. Qu'il ne se trouble point, qu'il ait de la patience et le désir de faire du bien, et après la crise le malade se trouvera mieux qu'auparavant. Il est bien essentiel de savoir que le magnétisme renouvelle des accès qu'il donne la force de supporter, et dont il accélère la marche pour en détruire la cause.

Le magnétisme excite encore des mouvemens nerveux lorsqu'on en fait usage par curiosité, pour exercer sa puissance, pour obtenir des effets singuliers; lorsqu'on concentre l'action sur la tête ou qu'on veut tout d'un coup employer une force extraordinaire, tandis que la personne qu'on magnétise résiste à l'action; lorsqu'au lieu d'être tranquille on est soi-même agité. Ne magnétisez qu'autant que vous êtes dans un état de calme et que rien ne gêne le libre exercice de vos facultés ; employez votre force graduellement et peu à peu ; n'ayez absolument d'autre volonté que celle de guérir, et vous n'exciterez jamais le moindre trouble chez celui que vous magnétiserez.

Si, dans un traitement où l'on réunit plusieurs personnes à la chaîne ou autour d'un réservoir magnétique, on voyait s'annoncer une crise nerveuse, il faudrait à l'instant faire retirer de la chaîne le malade qui en serait atteint, et le conduire dans une autre pièce pour le calmer. On sait que les attaques nerveuses se communiquent par imitation ou par sympathie ; et c'est à quoi il ne faut jamais s'exposer.

Je dois rappeler ici une condition essentielle au succès de tout traitement : c'est que le magnétiseur soit en bonne santé. Les douleurs de rhumatisme, les affections nerveuses, et surtout les maladies organiques se communiquent du magnétiseur au magnétisé avec d'autant plus de facilité que le rapport est mieux établi. Dans l'état de maladie, le fluide vital peut être vicié, ou du moins son émission peut entraîner des principes morbifiques. J'ajouterai que dans le rapport magnétique il s'établit une sympathie entre les organes semblables des deux individus ; d'où il suit qu'une personne qui a la poitrine délicate ne peut sans danger magnétiser quelqu'un qui a une affection de poitrine (1).

Jusqu'ici j'ai parlé seulement des dangers auxquels on s'expose en magnétisant sans précautions des personnes qui ne sont pas somnambules. Ceux qui peuvent naître du somnambulisme sont encore plus grands : pour les éviter il faut les connaître, et je vais les signaler.

Je viens de dire qu'un magnétiseur dont la santé était essentiellement mauvaise, pouvait communiquer son mal à la personne qu'il magnétisait. Cet accident est surtout à craindre dans l'état de somnambulisme, j'en ai plusieurs fois vu la preuve : je me contenterai de citer un fait qui m'a frappé. Une demoiselle qui avait depuis long-temps une maladie nerveuse extrêmement grave, fut magnétisée par un ami de sa famille qui, dès le premier jour, la rendit somnambule. Bientôt elle eut des crises favorables, et sa santé parut sensiblement améliorée. Elle se flattait d'obtenir une guérison complète, lorsque son magnétiseur fut atteint d'une inflammation du larynx. Comme il ne pouvait plus sortir.

(1) Le magnétiseur qui jouit d'une bonne santé éprouve quelquefois sympathiquement les douleurs du malade qu'il magnétise; mais il ne prend point le principe de la maladie : la raison en est que, sa volonté poussant le fluide hors de lui, il est actif et non passif, il donne et ne reçoit pas.

il envoyait tous les soirs à la malade un mouchoir magnétisé qui renouvelait le somnambulisme pour deux heures. La demoiselle fut bientôt atteinte de la même maladie, avec les symptômes les plus alarmans. Heureusement un autre magnétiseur vint à son secours : ce qui n'empêcha point qu'à la mort du premier elle ne fût dans le plus grand danger ; et ce n'est qu'après un traitement fort long, et en s'aidant de tous les remèdes que lui suggérait sa clairvoyance, qu'elle a pu être parfaitement rétablie.

Je ne reviendrai point ici sur les accidens qui peuvent résulter de quelques imprudences momentanées, je me borne à résumer succinctement ce que j'ai dit à ce sujet. « N'interrompez jamais une « crise; ne laissez jamais toucher votre somnam- « bule par quelqu'un qui n'est pas en rapport avec « lui ; ne le mettez en rapport avec personne, si ce « n'est pour faire du bien et lorsqu'il le désire ; évi- « tez de le magnétiser en présence de plusieurs « personnes ; occupez-vous uniquement de sa santé ; « suivez les procédés qu'il vous indique ; ne le fati- « guez point par des expériences ; si vous négligez « ces précautions vous pourrez diminuer sa lucidité, « retarder sa guérison et même lui faire du mal. » Cependant ce mal peut ordinairement être réparé par des soins convenables, et la plupart des magnétiseurs ne se sont instruits sur cela que par leur propre expérience.

Les dangers dont je vais parler sont heureusement beaucoup plus rares : ils ne sont point produits par une faute passagère du magnétiseur, mais par l'abus qu'il a fait de sa puissance. Ils sont chez quelques individus la suite naturelle du somnambulisme ; et comme ils sont très-graves et qu'il est très-difficile d'y remédier, le magnétiseur doit se conduire de manière à les prévenir infailliblement.

On a vu des personnes qui ont été long-temps somnambules conserver, même après leur guérison, une susceptibilité nerveuse qui les rend sensibles aux moindres impressions, et la plus légère action du magnétisme peut les faire retomber dans un somnambulisme imparfait. On en a vu même qui étaient habituellement dans un état magnétique : c'est un très-grand inconvénient, et voici ce que vous devez faire pour l'éviter.

Ne magnétisez votre somnambule qu'autant de temps qu'il vous dit que cela est nécessaire ; ne lui parlez jamais après son réveil de ce qu'il a dit en somnambulisme : en terminant chaque séance, débarrassez-le du fluide dont il est chargé, et réveillez-le parfaitement, de manière qu'il n'y ait point d'intermédiaire entre l'état de veille et celui de somnambulisme. Sitôt que votre malade sera guéri, défendez-vous absolument du désir de conserver chez lui les facultés somnambuliques, veillez au contraire qu'elles cessent, jusqu'à ce qu'une nouvelle incommodité les rende utiles pour lui. Les somnambules qui ne sont plus malades sont ordinairement de mauvais somnambules; et la disposition au somnambulisme n'est point en accord avec les habitudes ordinaires de la vie. Beaucoup de magnétiseurs conservent des somnambules après leur guérison; ils espèrent en profiter pour rendre service à d'autres malades; mais on a tort d'avoir confiance à ces somnambules. On s'en sert le plus souvent pour des expériences de curiosité; on les montre à des personnes qui les interrogent sur divers objets : tout cela ne sert à rien, pas même à convaincre les incrédules, et cela présente beaucoup d'inconvéniens.

Je sais qu'on peut citer quelques exceptions à cette règle, et qu'on a vu des somnambules, très-bien guéris, conserver, pendant plusieurs années, une clairvoyance surprenante. Ce phénomène est assez rare; il a sa source dans des dispositions morales et physiques indépendantes de l'influence du magnétiseur, puisqu'on a vu des personnes qui n'avaient jamais été magnétisées être naturellement dans un état semblable à celui des somnambules magnétiques les plus extraordinaires; mais cet état exige tant de ménagemens, il faut tant de prudence, de discrétion, de désintéressement pour en tirer parti, qu'un homme sage ne cherchera point à le produire ou à l'entretenir par l'action magnétique.

Cependant les inconvéniens d'un somnambulisme trop prolongé et devenu presque une habitude, ne sont rien auprès des dangers auxquels on s'expose en détournant le somnambulisme du but unique vers lequel il doit être dirigé : c'est-à-dire en excitant les facultés des somnambules pour obtenir d'eux des choses surprenantes dont ils ne peuvent retirer aucun avantage, ni pour leur santé ni pour le perfectionnement de leurs qualités morales. Il n'y pas le moindre doute qu'un tel abus du magnétisme peut porter le trouble dans le système nerveux et déranger l'imagination. Si vous exigez de votre somnambule des choses difficiles et contre son gré, si vous voulez agir de manière à lui faire voir des morts ou des esprits, si vous l'obligez à se transporter dans des temps ou dans des lieux éloignés, à découvrir des objets perdus ou à vous annoncer l'avenir, à vous dire quels numéros sortiront à la loterie (chose qu'il ne peut pas savoir plus que vous), si vous l'interrogez sur les affaires politiques, etc., etc., vous lui ferez beaucoup de mal, et vous pourrez même le rendre fou. Si ce malheur arrivait, ce serait votre faute; il ne devrait point être attribué au magnétisme, mais uniquement à votre témérité. Jamais le somnambulisme ne produira le moindre désordre lorsqu'on n'en abusera pas ; et l'on est sûr de n'en pas abuser lorsqu'on l'emploie uniquement à s'éclairer sur les moyens de faire du bien au somnambule ou à des malades dont il consent volontiers à s'occuper. Le somnambulisme est par lui-même un état de calme pendant lequel toutes les forces de la nature se mettent en équilibre. Le fleuve de la vie coule alors en liberté ; ses eaux, réunies dans un seul canal, s'épurent en suivant une marche tranquille ; mais si vous lui opposez des digues, il sortira de son lit, et produira les plus grands ravages.

Dans plusieurs ouvrages sur le magnétisme, et particulièrement dans ceux qui ont été publiés en Allemagne, on a distingué différens états ou degrés de somnambulisme, dont le plus élevé a été nommé l'extase, ou l'exaltation magnétique. J'ai dit un mot de cet état extraordinaire dans le chapitre précédent ; je dois ajouter ici qu'il est très-dangereux, et qu'entre les mains d'un magnétiseur qui manque de force, de sang-froid et d'expérience, et qui se laisse aller à la curiosité de voir des merveilles, il peut avoir les conséquences les plus funestes. Lorsque cet état est parvenu à un certain degré, le magnétiseur n'est pas le maître de l'arrêter. Si donc on voit le somnambulisme prendre cette direction, il faut se hâter d'y mettre obstacle ; et si l'on craint de ne pas réussir, il faut renoncer au traitement magnétique. Ce n'est jamais dès la première fois que cet état devient assez prononcé pour que la volonté du magnétiseur soit impuissante. Je crois que ce danger n'a jamais été mieux exposé que dans une brochure intitulée : *Mémoire sur le magnétisme animal, présenté à l'académie de Berlin*. (Paris chez Baudouin..., 1820.) Cet écrit est d'un médecin distingué, et j'ai connu le somnambule qui avait été le sujet de ses observations.

Je crois que les accidens qui ont quelquefois été la suite du somnambulisme n'ont jamais eu lieu que parce qu'on l'a poussé trop loin, ou parce qu'on a contrarié son action bienfaisante et réparatrice.

§ III. *Des dangers auxquels on s'expose en accordant trop de confiance aux somnambules.*

Plusieurs magnétiseurs enthousiastes ont une foi aveugle à leurs somnambules ; ils les croient infaillibles, et dans le jugement qu'ils portent de leur propre maladie et dans celui qu'ils portent de la maladie des autres. Si les remèdes ordonnés par eux ne réussissent pas, ils supposent que c'est parce qu'on n'a pas suivi les prescriptions avec assez d'exactitude : si ces remèdes ont fait mal, ils regardent ce mal comme une crise nécessaire. Comme ils ont vu quelquefois des merveilles inconcevables, ils sont devenus crédules, et cette crédulité leur

leur fait perdre toute prudence : lors même qu'un malheur est arrivé, ils continuent à se faire illusion.

Il n'y a pas de doute qu'il existe des somnambules doués d'une telle lucidité que, lorsqu'on les a mis en rapport avec un malade, ils expliquent clairement l'origine, la cause et la nature de la maladie, et prescrivent les remèdes les plus convenables, en indiquant l'effet qu'ils doivent produire et les crises auxquelles on doit s'attendre. Ils annoncent une maladie qui doit se développer dans quelques mois, et les précautions qu'il faudra prendre lorsqu'on en apercevra les premiers symptômes; ils voient même l'état moral du malade, pénètrent sa pensée et lui donnent des conseils en conséquence; mais ces somnambules sont rares : et ceux même qui ont donné des preuves de cette inconcevable clairvoyance ne la conservent pas toujours et ne la possèdent que dans certains momens.

Il arrive souvent aussi que la clairvoyance des somnambules ne se porte pas également sur tous les objets; ils voient très-bien des choses que nul homme au monde, dans l'état ordinaire, ne pourrait deviner, et ils n'en aperçoivent pas d'autres qu'un médecin verrait au premier coup-d'œil. Ne doutons donc point des facultés des somnambules, mais soyons d'autant plus prudens que nous nous trouvons engagés dans une carrière dont nous ne connaissons pas les écueils.

Pour éviter tous les dangers d'une confiance aveugle, voici ce qu'il faut faire :

Quand vous aurez eu le bonheur de recontrer un somnambule qui a donné des preuves de sa lucidité, présentez-lui votre malade, soutenez son attention et laissez-le parler sans l'interroger ; s'il décrit parfaitement les symptômes de la maladie, s'il en indique l'origine, s'il parle des remèdes qui ont été employés et de l'effet qu'ils ont produits, s'il voit clairement ce qu'il est impossible de deviner, et surtout ce que vous ignorez vous-même, comme cela m'est souvent arrivé, il est évident qu'il connaît parfaitement la maladie, et cette connaissance vous sera très-utile.

Alors vous lui demanderez d'indiquer le traitement.

Si ce traitement ne présente rien qui puisse être nuisible, et s'il n'oblige pas le malade à renoncer à celui qu'il fait déjà et dont il a éprouvé du soulagement, si le somnambule affirme que les remèdes qu'il indique produiront tel ou tel effet et que le malade sera guéri après avoir éprouvé telle ou telle crise, vous suivrez ses prescriptions avec l'exactitude la plus rigoureuse.

Mais si parmi les remèdes indiqués il s'en trouve

qui, dans certains cas, peuvent faire du mal, vous vous adresserez à un médecin éclairé qui, s'il n'est pas partisan du magnétisme, soit du moins exempt de prévention, et vous lui soumettrez la consultation du somnambule, que vous suivrez dans le cas où il n'y verra aucun danger. Vous ne mettrez point votre somnambule en consultation avec le médecin, à moins que ce médecin ne fût lui-même magnétiseur ; car, en causant avec lui, le somnambule pourrait bien se livrer à la vanité et dire des choses que l'instinct ne lui inspirerait pas ; mais vous combinerez ce que le somnambule vous aura dit avec ce que vous aura dit le médecin à qui vous aurez montré une entière confiance. Par ce moyen vous n'aurez aucun risque à courir, et, quand même le traitement ne réussirait pas, vous n'auriez aucun reproche à vous faire.

Il existe à Paris des somnambules qui font profession de donner des consultations pour de l'argent, et les ennemis du magnétisme ne manquent pas de dire qu'ils jouent le somnambulisme. Je puis affirmer le contraire, et j'en ai examiné un assez grand nombre avec la plus scrupuleuse attention : j'ai recueilli assez de faits que j'ai discutés avec la plus sévère critique pour n'avoir aucune incertitude à cet égard. Ils diffèrent entre eux par le degré de leurs facultés et par celui de leurs qualités morales : mais tous sont réellement somnambules (1).

Parmi ceux que j'ai observés, il n'en est aucun que je n'aie vu se tromper ; mais il n'en est aucun qui ne m'ait donné des preuves de clairvoyance. Cette clairvoyance m'a paru imparfaite et limitée dans plusieurs occasions ; dans d'autres elle m'a singulièrement étonné. Ainsi j'ai conduit chez ces somnambules des malades qu'ils ne pouvaient connaître et dont j'ignorais moi-même l'état ; et je les ai vus, après un quart-d'heure de concentration et de silence, devenir l'origine, la cause et les progrès de la maladie, déterminer le siége des douleurs, découvrir ce qu'aucun médecin ne pourrait apercevoir, et décrire avec exactitude le caractère, les habitudes et les penchans de ceux qui les consultaient. J'en ai vu qui ont guéri des maladies aiguës extrêmement graves, et des maladies chroniques in-

(1) Il est possible de simuler un somnambulisme imparfait vis-à-vis de gens qui ne prennent aucune précaution pour en vérifier la réalité, et je me souviens d'avoir été pendant trois jours la dupe d'une personne que je croyais incapable de me tromper ; mais quelque adresse qu'ait le prétendu somnambule, on découvre sa fourberie au premier examen. Les facultés propres aux somnambules ne sauraient être imitées par quelqu'un qui ne les possède pas.

vétérées, en changeant avec hardiesse le traitement qu'on avait suivi jusqu'alors.

Chacun des somnambules dont je parle a des méthodes d'exploration qui lui sont propres. Les uns sont d'abord frappés du mal le plus grave, d'autres examinent à part et successivement tous les organes, en commençant par la tête, et ce n'est qu'après les avoir vus isolément qu'ils cherchent à déterminer leur influence réciproque. Il en est qui, pour faire cet examen, se bornent à toucher d'une main le pouls du malade, tandis que de l'autre ils se palpent eux-mêmes sur tout le corps; ils sentent ainsi par sympathie quels sont les organes affectés, et ils éprouvent les douleurs du malade, quelquefois assez vivement pour en souffrir beaucoup après la séance.

Quelques-uns consultent pour des personnes absentes, et qui leur sont inconnues. On leur remet des cheveux du malade ou des objets qu'il a, pendant quelques jours, portés à nu sur l'estomac (1); et cela leur suffit pour se mettre si bien en rapport avec lui, qu'ils décriront exactement, et dans le plus grand détail, son état physique et moral. Je ne prétends point qu'ils ne se trompent pas souvent, mais

(1) Il faut que ces objets aient été enveloppés de papier, et que le paquet n'ait point été ouvert, lorsqu'on le présente au somnambule.

je les ai vus plusieurs fois réussir d'une manière étonnante et dans des cas où rien n'avait pu les guider, et où la maladie pour laquelle on les consultait avait des caractères trop rares pour qu'ils eussent pu les devenir par hasard. Si celui qui consulte a pour but, non de s'éclairer, mais de mettre le somnambule à l'épreuve, il est possible qu'à son insu il exerce une influence qui lui fournira de nouveaux motifs pour fortifier son incrédulité.

A ce que je viens de dire des qualités variables, mais quelquefois étonnantes des somnambules de profession, je dois ajouter que j'ai remarqué chez plusieurs d'entre eux beaucoup de droiture et de sensibilité. J'en ai vu qui prenaient le plus vif intérêt à leurs malades et qui les magnétisaient avec zèle. Je les ai vus distinguer avec soin ce dont ils se croyaient sûrs de ce qui leur paraissait seulement probable, et refuser de donner une consultation lorsqu'ils ne se sentaient pas assez de clairvoyance, ou lorsque l'état du malade leur paraissant désespéré, ils ne voulaient pas faire connaître le jugement qu'ils en portaient.

Le parti que ces somnambules ont pris de donner tous les jours des consultations qui les fatiguent, les obligeant à se ménager et à renoncer à d'autres travaux, il est naturel qu'ils soient dédommagés de la peine qu'ils se donnent et du sacrifice de leur temps Les personnes qui s'adressent à eux sont bien aises de pouvoir s'acquitter en payant une contribution, si elles ont reçu d'utiles conseils; et, comme on n'a point voulu les tromper, elles n'ont point à se plaindre si elles ont simplement satisfait leur curiosité.

Voilà ce que je puis dire pour justifier un abus qui aura lieu tant que le magnétisme ne sera pas pratiqué dans l'intérieur des familles, sous la direction des médecins, et qui, dans les circonstances actuelles, ne doit nullement être condamné (1). Mais, sans prétendre faire aucune application particulière, sans désapprouver ce qui existe, je dois montrer que les somnambules de profession, ceux

(1) Des hommes qui n'ont jamais pris la peine de s'informer des services rendus tous les jours par les somnambules dont je parle, voudraient que la police leur défendît de donner des consultations. Une telle défense entraînerait des inconvéniens mille fois plus graves que ceux qu'on voudrait éviter. D'abord ces somnambules ne pourraient plus trouver un magnétiseur qui, par un zèle désintéressé, consentît à les diriger et à soutenir leurs forces. En second lieu, ceux de ces somnambules qui ont le plus de délicatesse croiraient devoir renoncer à une pratique qui leur serait interdite. Enfin ceux qui, malgré la défense, continueraient à voir des malades, ayant des risques à courir, mettraient à leurs soins un prix plus élevé et demanderaient le secret; et les personnes qui auraient obtenu d'eux une consultation n'oseraient la soumettre à un médecin, crainte de les compromettre.

surtout qui sont parvenus à se mettre en crise eux-mêmes, doivent en général inspirer moins de confiance que ceux dont j'ai parlé plus haut, et qui, dans l'état de veille, ignorent les facultés dont ils sont doués pendant le sommeil. Ce que je vais dire est appuyé sur les vrais principes du magnétisme et confirmé par de nombreuses observations.

Pour qu'un somnambule juge parfaitement l'état d'un malade, il faut qu'il s'identifie en quelque sorte avec lui. Or, le motif qui détermine à s'identifier avec un être souffrant ne peut être que le sentiment de la pitié, l'amour du bien : il suppose l'oubli de soi-même, et l'intérêt personnel doit nécessairement en altérer la pureté.

Lorsque le somnambulisme trop prolongé devient une habitude, il s'établit une communication entre cet état et l'état de veille. L'instinct n'agit plus seul, et les idées acquises, les souvenirs, les préjugés, les intérêts se mêlent à cette espèce d'inspiration qui développe chez le somnambule une faculté absolument étrangère à celles dont nous jouissons dans l'état ordinaire.

Les somnambules de profession sont rarement isolés, ce qui fait présumer qu'ils ne sont pas parvenus à l'état de concentration qui précède ordinairement la clairvoyance parfaite. Comme ils voient plusieurs malades dans la journée, les impressions qu'ils reçoivent changent à tout moment de nature, et il est difficile qu'ils s'identifient alternativement avec chacun de ceux pour lesquels on les consulte : d'ailleurs ce n'est pas tout de voir la maladie, d'en décrire les symptômes, d'en deviner l'origine, on demande encore au somnambule d'indiquer le traitement ; et la faculté de voir les remèdes est très-différente de celle de voir le mal, et ne lui est pas toujours unie. Aussi remarque-t-on que plusieurs des somnambules de profession se font une pharmacie qui leur est particulière ; ils ordonnent, selon les circonstances, un certain nombre de remèdes, qu'ils connaissent parce qu ils s'en s'ont servis, et leurs prescriptions compliquées paraissent souvent renfermer des choses inutiles.

La lucidité des somnambules varie d'un moment à l'autre. Un somnambule qui ne consulte que par le seul désir de soulager un être souffrant, s'il sent qu'il n'est pas dans un moment de clairvoyance parfaite, dit à son magnétiseur : « Je ne vois pas bien aujourd'hui. — Il faudra que le malade revienne pour essayer de me trouver dans une disposition plus favorable. — Je ne connais pas bien la maladie, je ne puis voir le remède. — Je soupçonne telle ou telle chose, mais je n'ai point de certitude, et je ne puis me permettre de prononcer, etc., etc. Les somnambules qui reçoivent successivement plusieurs malades, chacun à l'heure qu'ils lui ont indiquée, se croient obligés de répondre aux questions qu'on leur fait; pourvu qu'ils n'éprouvent pas trop de fatigue, ils ne songent guère à s'examiner eux-mêmes pour s'assurer de leur lucidité. Ils ne veulent point vous tromper; mais ils s'en rapportent aux premières sensations qu'ils éprouvent, et prescrivent des remèdes d'après des habitudes qu'ils ont contractées. Comme ils désirent vous faire partager l'opinion qu'ils ont de leur lucidité, ils mettent de l'adresse dans leur manière de s'exprimer; s'ils s'aperçoivent qu'ils n'ont pas rencontré juste, ils prennent des détours pour rectifier leur jugement et pour vous persuader que vous ne les avez pas bien compris. Lorsqu'ils ne découvrent pas la maladie essentielle, ils devinent presque toujours quelques-uns des symptômes, et, si vous en paraissez surpris, ils profitent de ces aperçus pour se diriger et pour augmenter votre confiance. Si les remèdes qu'ils ont ordonnés ne produisent pas l'effet qu'ils en avaient attendu, ils ne croient pas pour cela s'être trompés, ils trouvent des prétextes pour excuser leur erreur, et des raisons plausibles pour modifier le traitement. Tout cela peut avoir lieu sans qu'ils s'en doutent et avec une entière bonne foi de leur part; car notre intérêt influe à notre insu sur notre manière de voir, sur nos jugemens et sur notre conduite.

Ce sont des somnambules de ce genre que sont allés voir souvent des médecins prévenus contre le magnétisme, et qui voulaient motiver leur incrédulité par des expériences. Ils ont presque toujours réussi à les mettre en défaut, et ils en ont conclu que tous ceux qui prétendaient avoir acquis des preuves de la lucidité des somnambules étaient des dupes. S'ils avaient connu les principes du magnétisme, ils n'auraient pas tiré cette conclusion. Des somnambules auxquels on fait des questions insidieuses, se trouvent fort embarrassés ; et si la vanité ou la crainte d'avouer leur ignorance les détermine à répondre, ils font des efforts, ils se troublent, ils parlent par conjecture, et bientôt ils sont mis en contradiction avec eux-mêmes par quelqu'un qui est plus instruit qu'eux. D'ailleurs, pour qu'un somnambule soit lucide, il faut qu'il soit soutenu par la confiance et la volonté de celui qui le magnétise, et que celui avec qui on le met en rapport désire recevoir de lui d'utiles conseils. S'il est exempt de tout intérêt, s'il conserve son indépendance, il dira à celui qui vient le consulter, et dont les dispositions ne lui conviennent pas : « Je ne puis consulter pour vous, je ne suis pas en état de répondre à vos questions ; » mais, dans le cas contraire, il est naturel qu'il emploie les ressources de son esprit à suppléer aux facultés instinctives qui lui manquent (1).

(1) Ce que je dis ici est appuyé sur des faits qu'on m'a

Cependant ces somnambules peuvent être fort utiles; et, comme je l'ai dit, il s'en trouve qui sont doués des plus étonnantes facultés, et chez qui la bonté du cœur l'emporte sur tout autre sentiment. Ceux même dont la clairvoyance est très-imparfaite ont, dans certains momens et comme par éclairs, une lucidité surprenante. On peut s'adresser à eux, non pour les mettre à l'épreuve, mais pour écouter leur avis avec attention et pour en tirer quelques lumières. Ce n'est point pendant la séance, c'est après, que l'on doit peser, combiner et discuter ce qu'ils ont dit pour juger du degré de confiance qu'ils méritent. Je vais indiquer la conduite qu'il faut tenir pour n'avoir jamais rien à craindre.

Si vous vous décidez à consulter un de ces somnambules, ne vous bornez point à vous informer si celui qu'on vous indique a donné des preuves de lucidité; tâchez de savoir également si, par sa conduite, il s'est toujours montré digne d'estime. On ne peut avoir la certitude qu'un somnambule ne se

racontés, et non sur mes propres observations. Je ne me suis jamais permis de consulter des somnambules pour les mettre à l'épreuve; je ne suis même allé que chez ceux que je savais avoir donné des preuves de clairvoyance. Il me semble peu convenable d'employer des moyens insidieux pour connaître la vérité : elle se découvre d'elle-même à celui qui la cherche avec persévérance et bonne foi.

trompera pas, mais il faut du moins s'être assuré qu'il est incapable de tromper. Si le somnambule a pour magnétiseur un homme sage et éclairé, ce sera pour vous un motif de confiance.

Il serait à désirer que vous ne fussiez, ni directement, ni indirectement, connu du somnambule, afin d'être plus sûr qu'il n'a aucune notion de votre maladie; mais cela n'est pas toujours possible. Dans tous les cas, lorsqu'on vous aura mis en rapport avec lui, vous ne l'instruirez point de ce que vous souffrez, vous répondrez oui ou non à ses questions, sans témoigner la moindre surprise. S'il décrit les symptômes de votre maladie, s'il en découvre l'origine, s'il devine ce qu'on ne peut connaître par les sens, vous serez fondé à croire à sa clairvoyance, et vous prendrez note de tous les remèdes qu'il vous prescrira. C'est seulement lorsqu'il aura achevé de vous dire ce qu'il a vu et senti, et ce qu'il vous conseille de faire, que vous vous permettrez de l'inviter à porter son attention sur tel ou tel organe, ou de l'interroger sur quelque chose qui vous inquiète. Je suppose qu'après l'avoir quitté et avoir réfléchi à ce qu'il vous a dit, vous soyez entièrement satisfait et même étonné de la manière dont il a jugé votre état, alors vous vous adresserez à un médecin, ami de la vérité, et vous lui soumettrez la consultation avant de faire les remèdes qui vous sont indiqués : car il peut arriver qu'il y ait complication de maladies, et que le somnambule n'en ait vu qu'une ; il peut arriver aussi que le somnambule ait très-bien vu le mal et qu'il se soit trompé sur le remède. Le médecin trouvera certainement dans la consultation des aperçus propres à l'éclairer ; mais c'est à lui à les apprécier et à modifier le traitement en conséquence.

Lorsqu'un somnambule lucide se prescrit des remèdes pour lui-même, il faut se conformer exactement à ses prescriptions ; s'il s'est chargé d'un seul malade auquel il prend intérêt et auquel il se dévoue, il doit être écouté avec une grande confiance, et l'on suivra ses avis, à moins que les remèdes prescrits ne parussent dangereux : le médecin vient seulement approuver ou désapprouver : mais, avec les somnambules dont je viens de parler, le médecin doit conserver sa suprématie et diriger le traitement, en profitant des lumières du somnambule, et faisant usage des remèdes indiqués, s'il n'y voit aucun inconvénient.

Si la raison permet de s'en rapporter uniquement et sans réserve à un somnambule de profession qui a donné des preuves de lucidité, c'est seulement lorsque les médecins ont déclaré que les ressources de l'art sont épuisées et qu'ils ne connaissent aucun moyen de guérir le malade.

Autant j'aime à contempler le somnambulisme

dans sa pureté, lorsque l'âme, dégagée des sens et de tout intérêt terrestre, ne voit hors d'elle que ce qui est éclairé par le flambeau de la charité, autant il m'est pénible de le considérer comme une faculté compliquée, dont je ne connais ni le principe, ni la la direction, ni les limites, et qui se présente avec des caractères vacillans et mélangés. Mais les détails dans lesquels je suis entrés m'ont paru nécessaires, parce que cet écrit n'est pas seulement destiné aux personnes qui veulent pratiquer le magnétisme pour faire du bien, mais encore à celles qui, ayant entendu parler des guérisons opérées par des somnambules, vont les consulter sans avoir la moindre idée des circonstances qui favorisent ou troublent leur clairvoyance, et sans connaître les précautions essentielles pour distinguer chez eux les notions instinctives des illusions auxquelles ils sont souvent exposés.

Ce n'est pas seulement sur le traitement des maladies, c'est encore sur des objets non moins importans, que les somnambules peuvent entraîner dans l'erreur ceux qui les consultent avec trop de confiance. J'ai connu des personnes que la vue des phénomènes somnambuliques avait conduites aux opinions les plus absurdes et les plus extravagantes. Je sais qu'une connaissance approfondie du somnambulisme met à l'abri de ce danger; mais il est peu de gens qui aient assez bien étudié cet état pour ne pas se laisser éblouir par les merveilles qu'il présente, et pour discerner ce qui est produit par l'imagination de ce qui est aperçu par le développement d'une nouvelle faculté ou révélé par le sentiment intérieur. Je m'écarterais du but que je me suis proposé dans cet ouvrage, si je voulais entrer dans beaucoup de détails sur ce sujet. Il doit me suffire de tracer simplement la marche qu'il faut suivre pour ne pas s'égarer ; je vais cependant présenter d'abord quelques observations qui feront mieux sentir la justesse et l'importance de mes conseils.

Il se développe chez les somnambules des facultés dont nous sommes privés dans l'état de veille. Telles sont celles de voir sans le secours des yeux, d'entendre sans le secours des oreilles, de voir à distance, de lire dans la pensée, d'apprécier le temps avec une exactitude rigoureuse, et, ce qui est plus étonnant, celle de pressentir l'avenir ; mais il y a souvent aussi chez les somnambules une exaltation extraordinaire des facultés dont nous sommes doués. Ainsi, chez eux, l'imagination peut prendre une activité prodigieuse ; la mémoire peut rappeler une foule d'idées qui étaient entièrement effacées ; l'élocution peut devenir d'une élégance, d'une pureté, d'un brillant, qui semblent avoir le caractère de l'inspiration ; mais tout cela n'exclut pas l'erreur. L'exercice des facultés propres aux somnambules, comme celui de nos facultés ordinaires, a besoin d'être accompagné de certaines conditions pour nous donner des notions exactes. L'expérience et l'habitude nous ont appris à connaître ces conditions pour les sens extérieurs. Nous savons que pour que nos yeux nous donnent une idée juste de la forme et de la couleur des objets, il faut que ces objets soient convenablement éclairés, qu'ils soient placés à une certaine distance, que les rayons de lumière qu'ils nous envoient ne traversent pas un milieu qui déforme les images; nous ignorons au contraire quelles sont les qualités nécessaires au libre développement de la nouvelle faculté du somnambule. De plus, cette faculté agit seule, tandis que le témoignage de chacun de nos sens est rectifié par celui des autres.

Quant à l'exaltation des facultés dont nous sommes doués habituellement, si toutes s'exaltaient ensemble et au même degré, l'harmonie serait conservée, et l'homme en somnambulisme serait en tout supérieur à ce qu'il était dans l'état ordinaire; mais il n'en est pas ainsi : une faculté s'exalte, sinon aux dépens des autres, du moins plus que les autres; elle domine, et l'harmonie n'existe plus. Il arrive quelquefois que la raison prend l'empire, et cela est fort heureux; mais c'est précisément ce dont on est le moins frappé. Ce qui étonne, c'est d'entendre un somnambule montrer beaucoup d'instruction sur un sujet dont il ne s'est jamais occupé : et l'on ne songe pas que des choses qu'il avait vues ou entendues, à une époque très-éloignée, se représentent à lui avec une extrême vivacité ; que certains rapports entre les objets, imperceptibles pour nous, lui deviennent sensibles ; que les préjugés de son enfance peuvent reprendre sur lui le plus grand empire ; que son imagination peut réaliser les fantômes qu'elle a créés ; que la facilité de lier ses idées, de les exposer de la manière la plus séduisante, de les revêtir de tout le charme de la poésie, de les associer à quelques vérités inaperçues, qu'il fait briller de l'éclat le plus lumineux ; que tout cela n'est point une preuve de la vérité de ce qu'il croit et de ce qu'il dit ; que la faculté de prévision, la plus inconcevable de toutes, ne s'étend jamais qu'à un certain nombre d'objets, qu'elle est conditionnelle, et que, s'il y a assez de faits pour prouver son existence, il n'y a cependant aucun cas où l'on puisse compter sur l'exactitude de son application ; enfin, que toutes les facultés de l'esprit peuvent entraîner l''homme loin de la vérité, lorsque leur exaltation a détruit l'équilibre qui doit régner entre elles, et qui est nécessaire pour que la raison conserve sa suprématie.

Voyons maintenant comment on peut empêcher les somnambules de s'égarer et se préserver de l'influence que leurs illusions pourraient avoir sur nous. Le seul moyen infaillible, c'est de ne les laisser s'occuper que d'objets sur lesquels l'expérience nous a appris qu'ils ont des lumières que nous ne pouvons avoir, c'est-à-dire sur leur santé et sur celle des personnes avec lesquelles ils sont parfaitement en rapport, et de leur interdire absolument toute discussion sur les matières de religion, de métaphysique et de politique.

Le précepte que je donne ici n'est point en contradiction avec ce que j'ai dit plus haut sur les somnambules, qui, d'eux-mêmes et sans y être invités, exposent les idées fondamentales de la religion. Ces idées sont inhérentes à l'âme humaine, qui ne peut se connaître elle-même, sans connaître aussi la cause et le but de son existence, sans remonter à son origine, sans se sentir en relation avec les autres âmes dégagées de la matière. L'existence de Dieu, la Providence, l'immortalité de l'âme, nous sont prouvées par l'ordre de l'univers et surtout par le sentiment intérieur; et la connaissance des principes essentiels de la morale est la suite du développement de notre intelligence.

Or, la vue de l'ordre sera d'autant plus nette, le sentiment intérieur sera d'autant plus vif, le développement de l'intelligence sera d'autant plus régulier que l'âme sera plus dégagée de tout intérêt terrestre, plus étrangère à toute passion; et voilà pourquoi le somnambule, isolé et concentré en lui-même, est à cet égard plus éclairé que nous : mais, pour les choses qui ont été révélées à l'homme, ou qui nous ont été enseignées par la tradition, ce n'est point aux somnambules à nous en instruire; ils n'ont que les mêmes données que nous. Leur disposition à la piété pourra nous édifier; mais si nous les faisons raisonner sur des mystères, leur imagination s'exaltera, et ils pourront donner dans toutes sortes d'erreurs : ce ne sera plus des principes innés qu'ils tireront des conséquences, ce sera des préjugés de l'enfance ou de quelques aperçus hypothétiques; ils nous conduiront dans un monde idéal, où, comme dans le monde actuel, l'illusion se mêle à la réalité et ne peut en être séparée qu'à l'aide de la raison et de l'expérience. Lors même que dans ce monde idéal le somnambule verrait ce qui nous est caché, il ne pourrait nous le communiquer, pas plus que nous ne pourrions donner à des aveugles-nés une idée des phénomènes de la vision. Je puis affirmer que plusieurs personnes ont été conduites aux rêveries de ce qu'on nomme *illuminisme*, par la confiance qu'elles ont accordée à des somnambules mystiques ou extatiques. La règle pour échapper à ce danger c'est de ne pas laisser errer les somnambules dans ces régions fantastiques, et de s'en tenir, pour la doctrine religieuse, à ce qu'il nous est prescrit de croire. Dieu nous a révélé ce qu'il nous est nécessaire de savoir.

et l'indiscrète curiosité qui veut aller au-delà sera toujours punie.

Le somnambulisme extatique s'est souvent montré sans être produit par le magnétisme. Ceux qui entraient dans cet état manifestaient sur certains points une clairvoyance qui paraissait miraculeuse; ils n'en donnaient pas moins dans les erreurs les plus étranges, et ils ont exercé l'influence la plus funeste sur ceux qui ont eu l'imprudence de les écouter comme des oracles.

S'il est dangereux de consulter les somnambules sur les dogmes de la religion, il ne l'est pas moins de les consulter sur les affaires politiques. J'ai vu des hommes d'ailleurs fort éclairés être la dupe de leurs visions et de leurs prédictions; je ne saurais trop recommander de ne jamais leur permettre d'entrer dans cette carrière.

La métaphysique de certains somnambules est quelquefois fort étonnante; elle vaut mieux sans doute que celle des matérialistes; mais elle ne repose pas sur des bases solides : elle conduit assez généralement à des systèmes analogues à ceux de l'école d'Alexandrie ou des éclectiques du troisième siècle, dans lesquels des vérités sublimes étaient associées à des croyances insensées. Les somnambules qui se livrent à ce genre de recherches perdent ordinairement des facultés plus essentielles, et les preuves de lucidité qu'ils donnent sur certaines choses fort inutiles ne servent qu'à fausser le jugement de ceux qui prennent leurs visions pour des réalités.

J'ai vu enfin des personnes qui avaient eu des preuves certaines de la clairvoyance d'un somnambule, le consulter sur la conduite de leurs affaires domestiques et se laisser guider par lui; et je les ai vues aussi faire par cette raison des démarches imprudentes. Je ne nie point qu'un somnambule ne puisse quelquefois, et dans certaines circonstances, donner d'excellens avis, à cause de la pénétration dont il est doué, à cause même de la faculté de pressentir l'issue d'un évènement qui se prépare; mais il faut pour cela qu'il parle de lui-même en s'abandonnant à son instinct, sans y être excité, sans être sollicité et sans raisonnement. Un très-bon somnambule, qui est parfaitement en rapport avec vous, vous dira : « Méfiez-vous d'un tel, il vous trompe; » ou bien : « N'entreprenez pas tel voyage, le résultat en serait fâcheux. » Cela mérite quelque attention. Mais si vous discutez avec lui, il n'aura sur vous d'autre avantage que celui d'avoir plus d'esprit et plus de facilité à développer ses idées.

Je le répète pour la dernière fois, si vous voulez éviter le danger de l'influence que les somnambules peuvent exercer sur vous, ne les consultez que sur ce qui est d'un intérêt réel pour eux, et qu'ils peuvent mieux connaître que vous; savoir : sur les moyens de rétablir leur santé ou de diriger leur conduite morale.

Dans plusieurs ouvrages sur le magnétisme, on a présenté le somnambulisme comme un état de pureté dans lequel l'homme est au-dessus de toutes les passions, et serait révolté de la moindre pensée qui blesserait la décence ou la morale. Ceux qui ont soutenu cette thèse se sont appuyés sur quelques faits; mais le principe généralisé est absolument faux. Plusieurs somnambules conservent les passions et les inclinations qu'ils avaient dans l'état de veille; il en est de très-bons qui se sacrifieraient même pour les autres; il en est qui sont profondément égoïstes; il en est qui sont d'une pureté angélique, et ceux-là prendraient des convulsions si le magnétiseur avait une pensée qui blessât la modestie. Il peut s'en trouver qui conservent en somnambulisme la dépravation qu'ils avaient dans l'état de veille; il en est qui calculent leurs intérêts et qui profitent de ce qu'on leur dit pour se procurer quelques avantages : la vanité et la jalousie sont des sentimens assez ordinaires chez eux.

Il suit de tout ce que je viens de dire, qu'il faut la plus grande sagesse, la plus grande prudence pour bien diriger les somnambules et pour ne pas se laisser influencer par eux; que le magnétiseur doit toujours conserver son empire, et n'en faire cependant usage que pour les retenir et jamais pour les exciter ; enfin, que cet état, en quelque sorte surnaturel, peut, entre de mauvaises mains, être accompagné de beaucoup de dangers. Mais que les hommes simples et droits soient sans crainte, qu'ils ne veuillent que le bien, qu'ils aient une volonté inébranlable pour l'opérer, qu'ils n'emploient le somnambulisme que pour l'objet auquel la Providence l'a destiné, qu'ils répriment en eux la curiosité, l'esprit de prosélytisme, la manie des expériences ; qu'une charité compâtissante, une confiance sans bornes soient les seuls mobiles de leur action, et ils n'auront jamais rien à redouter.

CHAPITRE IX.

Des moyens de développer en soi-même les facultés magnétiques, et de tirer parti de ce développement.

Lorsque Mesmer annonça sa découverte, il ne voulut point dévoiler un secret dont il se croyait seul possesseur, à moins qu'on ne lui donnât un certain nombre d'élèves choisis auxquels il pourrait exposer toute sa théorie, en leur enseignant les moyens d'en faire l'application. Mais pour faire connaître combien cette théorie était vaste et importante, et pour prendre date, il en publia les bases en vingt-sept propositions, qu'il se réservait de prouver et dont il promettait de donner le développement et d'expliquer les conséquences, dès qu'on aurait consenti à assurer son sort, et à prendre les mesures qu'il jugeait convenables pour qu'on ne pût ni abuser de ses principes ni lui ravir la gloire de les avoir découverts. Ces propositions étaient fort obscures; plusieurs d'entre elles semblaient contraires aux opinions reçues en physique : elles n'ont jamais été clairement expliquées, et cependant on a obtenu les plus grands succès en magnétisme. Cela prouve asssez qu'elles n'avaient pas l'importance que leur attribuait leur auteur, et que les effets qu'il produisait et ceux qu'ont produits ses élèves n'étaient pas essentiellement liés à sa doctrine. On ne peut cependant disconvenir que les assertions de Mesmer méritaient la plus grande attention, sinon pour le système de physique général auquel il associait sa découverte, du moins pour ce qui est relatif à l'action propre du magnétisme, à sa puissance, à ses effets, aux moyens d'en diriger et d'en renforcer l'action, à l'utilité qu'on peut en retirer, surtout pour le traitement des maladies; car Mesmer était à la fois un bon observateur et un savant médecin.

La vingt-septième des propositions de Mesmer commence par ces mots : *Cette doctrine mettra le médecin en état de bien juger du degré de santé de chaque individu.*

On n'a point assez réfléchi sur cette proposition, et l'on cherche vainement dans la plupart des ouvrages publiés sur le magnétisme comment il conduit le médecin à juger de l'état des malades.

Mesmer avait dit aussi, proposition treize : *On observe à l'expérience l'écoulement d'une matière dont la subtilité pénètre tous les corps sans perdre notablement de son activité.* On n'a pas plus expliqué cette proposition que la vingt-septième.

Mesmer a ensuite beaucoup parlé des courans, et l'on a encore négligé de se rendre compte de ce qu'il voulait dire. La supposition des courans entrans et sortans, ainsi que celle des pôles, tient au système général de Mesmer, et je conviens qu'il est inutile de s'y arrêter ; mais si l'on reconnaît *par l'expérience* l'écoulement d'un fluide subtil, et si c'est à cette émanation qu'on donne le nom de courans, la nature de cette émanation, le degré de force avec lequel elle s'échappe, et la cause de la direction qu'elle suit sont des problêmes de physique et de physiologie qui doivent être examinés avec le plus grand soin.

Le phénomène observé par Mesmer a été connu d'un grand nombre de ses élèves. Il l'a été particulièrement de M. d'Eslon, qui a fixé sur cet objet l'attention de presque tous ceux à qui il a enseigné la pratique du magnétisme. Cette connaissance n'a point été étrangère à plusieurs des membres de la Société de Strasbourg ; et cependant, dans les nombreux mémoires qu'ils ont publiés, ils n'en ont parlé que d'une manière vague, comme d'une chose connue de tout le monde par une tradition orale, et qu'il est inutile d'expliquer. Je n'ai moi-même presque rien dit sur ce sujet dans mon *Histoire critique*, parce que je n'avais pas bien compris ce dont il s'agissait, et que n'étant pas pas doué de la faculté de sentir en moi les maux des autres, et ne m'étant pas exercé à reconnaître l'action des courans, je ne pouvais en parler par ma propre expérience. J'ai lu depuis des manuscrits de M. d'Eslon où cette question était traitée; j'ai lu enfin un ouvrage manuscrit composé il y a trente-six ans par un homme très-éclairé, très-bon observateur, et qui ayant été d'abord instruit par M. d'Eslon, avait beaucoup ajouté aux connaissances qu'il avait reçues de son maître; et je me suis convaincu que ce dont j'avais négligé de m'informer était un phénomène très-remarquable, et celui dont l'observation est le plus utile dans la pratique du magnétisme.

M. de Lausanne a donné récemment un extrait fort étendu du manuscrit que je viens de citer : il forme le premier volume de l'ouvrage intitulé *des Procédés et des principes du Magnétisme*, 2 vol. in 8o. Paris, chez Dentu, 1819. J'invite ceux qui veulent pratiquer le magnétisme à lire cet ouvrage avec la plus grande attention, et à s'exercer patiemment dans l'emploi de la méthode enseignée par l'auteur. On juge bien que je ne puis ici ni développer ses principes ni en donner l'explication, je dois me borner à faire connaître le phénomène principal et les indications qu'il nous fournit pour mieux réussir dans le traitement des maladies.

Tout le monde sait que les bons somnambules découvrent le siége de la maladie des personnes avec lesquelles on les met en rapport, tantôt en éprouvant sympathiquement des douleurs dans la partie de leur corps correspondante à celle qui est affectée chez le malade, tantôt en promenant sur eux leurs mains et en les examinant avec attention depuis la tête jusqu'aux pieds. Tout le monde sait aussi que sans aucune instruction ils magnétisent beaucoup mieux qu'ils ne le feraient étant éveillés, et qu'ils donnent au fluide magnétique la direction la plus convenable.

Cette faculté de sentir le siége des maladies et la direction qu'il faut donner au magnétisme n'appartient pas exclusivement aux somnambules ; elle se développe aussi chez plusieurs magnétiseurs, lorsqu'ils sont attentifs à se rendre compte des différentes sensations qu'ils éprouvent, soit en magnétisant divers malades, soit en portant l'action du magnétisme sur tel ou tel organe du malade avec lequel ils sont en rapport.

Je connais plusieurs magnétiseurs qui, lorsqu'ils tiennent la main sur le siége d'un mal intérieur, sentent une douleur qui se propage jusqu'au coude; leur main s'engourdit et devient même enflée. Cet effet diminue avec la maladie; il cesse lors de la guérison, et cette cessation indique que le magnétisme n'est plus nécessaire.

J'ai vu un médecin éprouver cette sensation la première fois qu'il a essayé de magnétiser. Chez d'autres personnes elle ne se montre qu'après des essais réitérés. Je ne l'ai point reconnue chez moi, parce que mes occupations ne m'ont permis de magnétiser que par intervalles et lorsque j'y étais porté par le désir de soulager un malade. Cependant quelques effets que j'ai éprouvés en diverses circonstances me font croire que je l'aurais acquise si j'avais eu soin de me rendre compte de la cause qui les avait produits.

Le tact délicat qui fait reconnaître le siége et quelquefois la nature de la maladie, pressentir une crise qui se prépare, juger du moment où une crise se termine, et choisir comme par instinct les procédés les plus propres à bien diriger l'action, étant de toutes les facultés la plus utile au magnétiseur, je vais exposer succinctement comment il faut s'y prendre pour l'acquérir et pour en faire usage. Ce que je dirai n'est point le résultat de ma propre expérience, c'est celui de l'explication que m'ont donnée de leur méthode plusieurs magnétiseurs à qui j'ai vu opérer des prodiges, de mes conversations avec feu M. Varnier, avec plusieurs élèves de

M. d'Eslon et plusieurs membres de la Société de Strasbourg, de la théorie exposée dans l'ouvrage que j'ai cité, de quelques observations que j'ai extraites de l'ouvrage anglais du docteur de Maineduc (1), enfin de l'examen et de la comparaison d'un grand nombre de faits dont j'ai été témoin et de tous ceux que j'ai pu recueillir.

Lorsqu'un homme magnétise, il se met par sa volonté dans un état différent de l'état habituel ; il concentre son attention sur un seul objet, il lance et dirige hors de lui le fluide nerveux ou fluide vital, et cette nouvelle manière d'être le rend susceptible de nouvelles impressions. Il sent d'abord un changement qui s'opère en lui-même par l'action qu'il exerce ; il éprouve ensuite par la réaction de celui qu'il magnétise des sensations diverses qui l'affectent plus ou moins, selon le degré de susceptibilité dont il est doué, et selon le degré d'attention qu'il porte à les reconnaître et à les distinguer.

Le changement qui s'opère en nous lorsque nous agissons magnétiquement, c'est-à-dire lorsque les

(1) Je n'ai plus cet ouvrage sous les yeux ; il a été publié à Londres, il y a environ trente ans, en un vol. in-8o. L'auteur y développe une théorie curieuse, mais fort systématique ; et il exige de ceux qui veulent pratiquer le magnétisme des connaissances qui ne me paraissent nullement nécessaires.

passes que nous faisons sont magnétiques, et le sentiment qui nous persuade que nous sommes en rapport avec celui que nous voulons magnétiser, sont des choses qu'il n'est pas possible de décrire, mais que reconnaissent avec certitude ceux qui ont l'habitude de magnétiser et qui ont observé ce qui se passe en eux-mêmes. Cette disposition se compose d'une intention bien déterminée qui écarte toute distraction, sans que nous fassions aucun effort, d'un vif intérêt que nous inspire le malade et qui nous attire vers lui, et d'une confiance en notre puissance qui ne nous laisse pas douter que nous réussirons à le soulager. Lorsque l'expérience vous a appris que vous êtes susceptible de ce sentiment, si vous ne l'éprouvez pas après avoir essayé pendant un quart d'heure, il est inutile de continuer ; les efforts de volonté que vous pourriez faire n'aboutiraient à rien : vous essaierez encore deux ou trois fois les jours suivans, et vous cesserez si vous n'avez pas plus de succès ; car alors cela prouve que vous n'êtes pas en état de magnétiser, ou que votre action ne convient pas à la personne sur laquelle vous voulez agir. Si au contraire vous sentez se manifester en vous les dispositions dont je parle, vous devez persévérer ; car, lors même que le malade n'éprouve rien, il est extrêmement probable que vous exercez sur lui une action réelle dont les effets se manifesteront dans la suite, soit par des crises quelconques, soit par une amélioration de la santé.

Outre le changement dans les dispositions morales, il y a encore quelques signes purement physiques ou quelques sensations qui font indubitablement reconnaître au magnétiseur qu'il a établi le rapport et qu'il exerce une action magnétique : ordinairement ses mains s'échauffent, il semble que l'action vitale se porte au dehors.

J'ai été intimement lié avec un homme qui avait une puissance magnétique très-énergique et très-salutaire. Quand il avait commencé à agir sur quelqu'un il était obligé de continuer près de troisquarts d'heure, ou bien il se trouvait pendanttoute la journée dans un état d'agitation. Une fois qu'il avait mis en lui-même le fluide en mouvement, il fallait qu'il le laissât s'échapper dans la direction qu'il lui avait imprimée; il cessait, si au bout d'un quart d'heure ses mains ne s'étaient pas échauffées. Dans ce dernier cas, il était sûr qu'il n'agissait pas; dans le premier, il était sûr du contraire, et je ne l'ai jamais vu se tromper, quoique le malade n'éprouvât rien dans le premier moment.

Je connais une dame qui, lorsqu'elle commence à magnétiser, éprouve beaucoup de chaleur aux mains. Après une séance de trois quarts d'heure (plus ou moins, selon que la personne qu'elle magnétise soutire plus ou moins le fluide), ses mains deviennent très-froides; alors elle n'agit plus. Le même effet a lieu lorsqu'elle magnétise de l'eau. Ses facultés magnétiques se rétablissent après une heure de repos, surtout lorsqu'elle se promène au grand air.

Plusieurs magnétiseurs sentent, au bout de quelques momens, une correspondance qui s'établit entre leurs deux mains, tellement que s'ils en placent une sur l'estomac du malade et l'autre derrière son dos, il leur semble que leurs deux mains se touchent : cette sensation prouve que le fluide pénètre le malade.

Venons maintenant aux effets produits sur le magnétiseur par la réaction de celui qu'il magnétise. Ces effets n'ont lieu qu'autant que le rapport est bien établi. Ils peuvent se manifester à un degré plus ou moins élevé par trois phénomènes d'un ordre différent. Le premier de ces phénomènes est fort ordinaire, et connu d'un grand nombre de magnétiseurs. Les deux autres ne se montrent distinctement qu'à ceux qui en ont fait une étude suivie, peut-être même faut-il avoir des dispositions particulières pour en acquérir la connaissance.

Je m'arrête un moment ici pour exposer les moyens qu'indique l'auteur de l'ouvrage publié par M. de Lausanne pour établir le rapport intime nécessaire au but qu'il se propose, celui de l'exploration des maladies.

Placez-vous de manière à ce que toutes les parties de votre corps soient autant que possible vis-à-vis des parties correspondantes du malade, et tenez-lui les pouces pendant un demi-quart d'heure en dirigeant sur lui votre volonté et concentrant votre attention. Faites ensuite très-lentement des passes le long des bras et devant le corps, de la tête aux pieds, ou du moins aux genoux. Éloignez-vous peu à peu pour faire ces passes d'abord à un pouce, puis à quelques pouces de distance, en ne donnant à vos mains que la force nécessaire pour les soutenir, et en continuant à bien observer toutes vos sensations.

Voici maintenant ce que vous éprouverez, d'une manière plus ou moins sensible, peut-être dès la première fois, peut-être au bout de huit ou dix séances, peut-être seulement au bout de quelques mois. J'ignore s'il est des personnes qui n'ont pas les dispositions nécessaires pour atteindre ce but. Il faudrait savoir pour cela si ceux qui ne l'ont pas atteint n'ont pas, comme moi, manqué de patience et de persévérance dans leurs recherches, et si l'habitude de magnétiser, sans se rendre compte de leurs sensations, ne les a pas empêchés de suivre la marche nécessaire pour les développer.

Exposons maintenant les trois phénomènes et le parti qu'on peut en tirer.

1° En promenant lentement vos mains devant le

malade à trois ou quatre pouces de distance, et tenant vos doigts légèrement courbés, vous éprouverez, soit au bout des doigts, soit à la paume de la main, différentes sensations, à mesure qu'elles passeront vis-à-vis de l'organe affecté chez le malade. Ces sensations seront ou du froid, ou une chaleur piquante, ou des picotemens, ou de l'engourdissement. Elles vous indiqueront le principal siége du mal, et conséquemment la partie sur laquelle vous devez porter l'action.

2° Vous pourrez éprouver un sentiment de douleur ou un travail dans les organes intérieurs de votre corps, correspondans à ceux qui sont affectés chez votre malade. C'est une action sympathique qu'on remarque chez un grand nombre de somnambules. Il est évident que cette sensation nous éclaire sur le siége et la nature de la maladie. Je dois seulement ajouter une chose dont je donnerai bientôt la raison ; c'est que si vous éprouvez une douleur dans un organe situé à droite ou à gauche de votre corps, il faut d'abord vous rapprocher peu à peu pour rendre la sensation plus forte, et ensuite vous éloigner graduellement jusqu'à la distance de deux ou trois pieds : car il peut arriver que l'organe affecté chez votre malade agisse à une petite distance sur l'organe qui chez vous est placé vis-à-vis ; que sa rate, par exemple, fasse sentir son action à votre foie ; mais, en vous éloignant, vous pouvez être sûr que la sensation se transportera de droite à gauche sur l'organe analogue.

3° Et voici ce qu'il y a de plus important et ce que l'on a malheureusement trop négligé de nos jours. Vous sentirez comme une vapeur qui s'échappe de certaines parties du corps de votre malade, et qui prend une certaine direction. Cette vapeur agira sur vous comme une force légère qui attirera ou qui écartera votre main, et qui la conduira d'une place à l'autre, pourvu que vous vous abandonniez entièrement à son action.

C'est là ce qu'on nomme des courans : la faculté de les sentir ne s'acquiert souvent qu'après un temps plus ou moins long ; mais une fois qu'on les a reconnus on les suit tout naturellement, on magnétise comme par instinct, on seconde la nature en portant l'action vitale sur les organes qui en manquent, on augmente ou modère sa force au besoin. C'est par ces courans que les organes analogues sont quelquefois affectés chez le magnétiseur.

Les courans vous font sentir une crise qui se prépare ; ils indiquent également le moment où elle est terminée, car alors le calme se rétablit : vous êtes entraîné loin du corps, et vous ne sentez plus rien qui vous y ramène. Ils font également découvrir le foyer essentiel d'une maladie, et ils vous dirigent pour en suivre toutes les ramifications. Souvent une maladie très-grave du foie ou de la rate, ou d'un autre viscère de l'abdomen, n'est accompagnée d'aucune douleur dans cet organe, mais elle produit, soit des douleurs de tête ou des ophtalmies, ou des douleurs d'oreilles, ou les apparences d'une affection de poitrine. Les courans vous ramènent à la partie où réside la cause de la maladie, ils dirigent votre action, ils peuvent même indiquer au médecin les remèdes qu'il faut employer pour aider et favoriser le travail de la nature, excité par le magnétisme.

Il est presque inutile de dire que, pour bien saisir les courans, il faut que le magnétiseur n'ait point de distraction; mais il est bon d'avertir qu'une fois qu'on s'est habitué à se laisser diriger par eux, on n'a besoin d'aucun effort d'attention pour les suivre.

Je connais un homme qui avait été fort lié avec celui dont j'ai cité l'ouvrage. Il sent le mal de ceux qu'il magnétise, il éprouve à l'avance, et quelquefois d'une manière très-douloureuse, les crises qu'ils doivent bientôt éprouver, et il les développe chez eux. Lorsqu'il s'est mis en rapport, il examine successivement toutes les parties du corps du malade, il ferme les yeux et concentre son attention. Bientôt il sent sa main comme enveloppée d'une vapeur dont il suit le courant sans que sa volonté agisse, et cette vapeur le conduit, par différentes routes, jusqu'à l'endroit où il doit s'arrêter. Je l'ai vu quelquefois magnétiser plusieurs heures de suite ; il ne cesse que lorsque la crise est terminée.

Je n'entrerai pas dans plus de détails sur les courans, parce que ceux qui auront une fois acquis la faculté de les sentir pourront lire l'ouvrage que j'ai cité, et se conduire ensuite d'après l'expérience qu'ils auront bientôt acquise.

Mais je dois ajouter quelque chose sur les sensations qu'on éprouve au bout des doigts, ou à la racine des ongles, ou dans la paume de la main, parce que ce phénomène est plus ordinaire, et qu'il est bon d'être averti des indications qu'on peut en tirer, après l'opinion de ceux qui les ont observées. Ce que je vais dire à ce sujet est extrait de l'ouvrage que j'ai cité (*Principes du Magnétisme*), et de celui du docteur de Maineduc.

Une sensation de froid indique presque toujours une obstruction ou un engorgement, ou de l'atonie, ou une stagnation d'humeurs. Il faut employer d'abord une action douce et insinuante ; augmenter cette action peu à peu, la concentrer sur la partie qui donne du froid, étendre ensuite pour rétablir l'équilibre. Si le malade sent que votre main lui donne du froid, il faut continuer jusqu'à ce que vous ayez changé cette sensation en celle d'une chaleur douce : c'est à quoi vous ne parviendrez pas toujours dans la première séance (*Ibid*).

Une chaleur sèche et brûlante annonce une

grande tension dans les fibres, et de l'inflammation. Il faut employer le mouvement circulaire, étendre le fluide jusqu'à ce que cette chaleur soit devenue douce et humide (*Principes du Magnétisme*).

Les picotemens au bout de vos doigts font connaître l'existence d'une bile plus ou moins âcre, s'ils se font sentir lorsque vous les présentez devant les viscères; ils sont la preuve d'une irritation et de ce qu'on nomme vulgairement âcreté dans le sang, s'ils se font sentir en touchant la tête ou les bras (*Ibid*).

L'engourdissement au bout de vos doigts annonce un défaut de circulation : il faut alors magnétiser avec activité pour rétablir des courans (*Ibid*).

Le magnétiseur sent quelquefois un mouvement de fluctuation dans ses mains et ses doigts; cela annonce un mouvement du sang chez le malade, et une évacuation qui se prépare et qu'il faut favoriser en attirant des flancs le long des cuisses (*Ibid*).

Lorsqu'il y a des glaires dans l'estomac ou dans la poitrine, le magnétiseur éprouve une sensation d'épaisseur et de raideur dans les doigts. Quelquefois il sent au bout des doigts une pression circulaire, comme si un fil les entourait (*Maineduc*).

Dans le relâchement nerveux, il sent un affaiblissement de ses doigts et de son poignet (*Ibid*).

Dans les obstructions, le magnétiseur éprouve

une sensation d'âcreté, de sécheresse, de contraction et de formication, s'il n'y a point d'inflammation, et de chaleur s'il y a inflammation (*Maineduc*).

Les contusions produisent de la pesanteur et de l'engourdissement dans la main (*Ibid*).

La présence des vers excite de la formication et un pincement dans les doigts (*Ibid*).

Je n'en dirai pas davantage sur ce sujet, parce que, s'il me paraît incontestable que les sensations qu'éprouve le magnétiseur indiquent le siége de la maladie, il me semble très-douteux qu'elles puissent en déterminer le caractère.

Nous devons à M. Bapst la connaissance d'un moyen d'exploration qui lui a toujours réussi. Il a remarqué que lorsqu'il pose la main sur le siége du mal, son pouls s'élève. En conséquence, après s'être mis en rapport, il promène lentement sa main droite devant le corps du malade, il tient en même temps sa main gauche fermée de manière à sentir au pouce le battement de l'artère, et il porte toute son attention sur cette main. Lorsque les pulsations s'accélèrent, il s'arrête; et si cette accélération continue, il conclut qu'il a rencontré le siége du mal. J'ai vainement cherché à éprouver cet effet, mais j'invite les magnétiseurs à l'observer. Il me semble qu'on sentirait plus distinctement l'accélération du mouvement artériel en posant le doigt de la main gauche sur l'artère temporale.

La théorie que j'ai exposée dans ce chapitre ne sera pas d'une grande utilité à la plupart des personnes à qui cette instruction est adressée ; mais comme il s'en trouvera plusieurs qui auront des dispositions à acquérir les facultés dont je parle, j'ai dû leur indiquer les moyens de les développer. Que les autres ne s'en inquiètent point ; en se conformant aux principes que j'ai donnés, elles seront toujours sûres de faire beaucoup de bien.

Le magnétisme, considéré comme un moyen de soulager nos semblables, de seconder l'action de la nature, de faciliter les crises, d'aider la médecine ordinaire, est un instrument de charité que tous les hommes de bonne volonté peuvent employer avec succès, sans aucune étude, sans aucune connaissance des sciences physiques. On peut dire même qu'un instinct inné nous porte souvent à l'exercer ; et peut-être que la prétention de tout observer, de tout expliquer, de ne rien admettre que ce qui s'accorde avec les notions acquises, de rejeter tout ce dont nos sens ne nous offrent pas la preuve directe, tout ce qui ne trouve pas sa place dans la philosophie que nous avons adoptée, est bien moins favorable à l'exercice de cette faculté qu'une simplicité bienveillante, étrangère à tout examen et à toute discussion. Pourquoi les enfans qui ont vu magnétiser magnétisent-ils eux-mêmes avec succès? Ils ne se rendent pas compte de ce qu'ils font, mais ils croient, ils veulent, et ils guérissent autant que leurs forces le leur permettent.

Cependant le magnétisme présente des phénomènes qui peuvent nous éclairer sur notre organisation physique et sur les facultés de notre âme : il est une action dans les êtres vivans, comme l'attraction dans la matière inanimée. Cette action a ses lois ; que les médecins, les physiologistes et les métaphysiciens se réunissent pour les étudier, et ils en feront bientôt une science dont les applications ajouteront beaucoup aux diverses connaissances destinées à resserrer les liens qui unissent les hommes, et à diminuer les maux auxquels ils sont exposés.

CHAPITRE X.

Des études par lesquelles on peut se perfectionner dans la connaissance du magnétisme.

On peut considérer le magnétisme sous deux points de vue : ou comme le simple emploi d'une faculté que Dieu nous a donnée, ou comme une science dont la théorie embrasse les plus grands problèmes de la physiologie et de la psycologie, et dont les applications sont extrêmement variées.

Il suit de là qu'on peut séparer en deux classes les personnes qui s'occupent du magnétisme.

La première classe comprend ceux qui, ayant reconnu en eux-mêmes la faculté de faire du bien par le magnétisme, ou du moins espérant qu'ils y réussiront, veulent l'employer dans l'intérieur de leur famille, ou parmi leurs amis, ou auprès de quelques pauvres malades, mais qui, ayant des devoirs à remplir, des affaires à suivre, ne magnétisent que dans les circonstances où cela leur paraît nécessaire, sans chercher à se faire connaître, sans autre motif que la charité, sans autre but que celui de guérir ou de soulager des êtres souffrans.

La seconde classe se compose des hommes qui, ayant du loisir, veulent joindre à la pratique du magnétisme l'étude des phénomènes qu'il présente, en faire usage en grand, établir des traitemens pour soigner à la fois plusieurs malades, former des élèves capables de les seconder, avoir des somnambules qui les éclairent, rapprocher, comparer et coordonner les phénomènes, de manière à ce qu'il en résulte un corps de doctrine régulier, dont les principes soient certains, et dont les conséquences, s'étendant de jour en jour, conduisent à de nouvelles applications.

Cette classe est séparée de la précédente par un grand nombre de degrés qu'il faut monter successivement avant de se trouver placé de manière à découvrir un horizon plus étendu. Je conseille donc à ceux de la première classe de ne point penser à sortir de leur enceinte, à moins qu'ils ne soient maîtres de leur temps et qu'ils n'aient des connaissances préliminaires. Leur partage est assez beau ; ils sont étrangers aux vanités humaines, aux inquiétudes qui accompagnent les nouvelles tentatives, aux incertitudes qui naissent du conflit des opinions et des divers points de vue sous lesquels se présentent les objets; ils goûtent sans mélange et sans distraction la satisfaction de faire du bien. Qu'ils soient assez sages pour ne s'occuper nullement de théorie, pour ne point rechercher les phénomènes extraordinaires; qu'ils continuent d'employer avec confiance et recueillement les procédés qui leur ont réussi, sans autre but que de soulager ou de guérir le malade auquel ils s'intéressent. Quand ils auront obtenu une guérison, ils le diront tout simplement, pour engager d'autres personnes à employer les mêmes moyens. L'instruction que je publie est suffisante pour les diriger dans tous les cas; ils n'auront même besoin d'y avoir recours que selon les circonstances.

Quant à ceux qui désirent appartenir à la seconde classe, je les invite à considérer d'abord l'étendue de la carrière qu'ils ont à parcourir; il vaut mieux qu'ils n'y entrent point que de s'arrêter au milieu de leur entreprise. Dans ce qui tient à la pratique, une simplicité prudente est préférable à la science; dans ce qui est relatif à la théorie, des notions imparfaites nous exposent à des erreurs dangereuses. Le laboureur qui cultive son champ comme le cultivaient ses pères, recueille chaque année le prix de ses travaux; qu'il veuille, d'après ses idées, se faire une méthode nouvelle, il pourra bien se ruiner avant de s'être éclairé par sa propre expérience.

Je ne serai point en état de donner aux autres la plupart des connaissances qu'ils doivent avoir; mais j'en sens le besoin, je reconnais la supériorité de ceux qui les possèdent, et je puis indiquer la marche qu'il faut suivre pour les acquérir, et surtout la disposition d'esprit nécessaire pour en diriger l'application vers le but qu'on se propose.

Je crois donc utile de terminer cet ouvrage par quelques conseils à ceux qui veulent s'élever dans une région que je n'ai fait qu'entrevoir, mais dont la carte m'est bien connue par les relations de ceux qui l'ont parcouru avec plus ou moins de succès. Je suppose que les hommes à qui je m'adresse sont entièrement convaincus de la puissance du magnétisme, et qu'ils ont reconnu en eux-mêmes la faculté d'en faire usage et de produire les effets les plus surprenans et les plus salutaires. Sans cette première condition, ce que je vais dire leur serait absolument inutile.

Il est à désirer que ceux qui voudront étudier à fond le magnétisme aient d'abord des notions élémentaires de la physique, de l'anatomie, de la physiologie et de la médecine, pour mieux apprécier les faits, et pour n'être pas dupes des erreurs qui se trouvent dans plusieurs livres. Il est nécessaire aussi qu'ils soient versés dans cette partie de la philosophie qui traite de l'origine des idées, du développement et de la relation des diverses facultés de l'âme, afin que la vue de certains faits merveilleux ne les jette pas dans de vains systèmes.

En supposant qu'on ait les dispositions, les facultés et les connaissances préliminaires dont je viens de parler, il faut lire avec ordre ce qui a été écrit sur le magnétisme. Je pense que ceux qui ne savent pas les langues étrangères peuvent commencer par mon *Histoire critique;* non que cet ouvrage vaille mieux que beaucoup d'autres, mais parce qu'il présente un ensemble, et qu'il donne une idée de l'histoire, des preuves, des procédés, des phénomènes, de l'application à la guérison des maladies, des moyens d'éviter les inconvéniens, enfin, parce qu'on y trouve une notice succincte de tous les livres qui avaient paru en France sur le même sujet à l'époque où je l'ai publié.

A ces livres, que j'ai classés, on joindra les Annales du magnétisme, la Bibliothèque du magnétisme, et d'autres ouvrages récemment imprimés dont il est facile d'avoir le catalogue. On ne négligera point de s'informer des objections faites par les médecins, et de l'explication qu'ils ont donnée des phénomènes dont ils ont été obligés de reconnaître la réalité (1).

(1) On trouvera dans ma *Défense du magnétisme*, l'in-

On consultera les ouvrages de médecine et de physiologie dont les auteurs, en traitant des questions étrangères au magnétisme, ont été conduits à convenir de son action et des effets qu'elle produit : tel est l'ouvrage de M. Georget, intitulé *Physiologie du système nerveux*. On recherchera enfin les relations des maladies dans lesquelles quelques-uns des phénomènes les plus extraordinaires du magnétisme se sont présentés spontanément, comme on le voit dans les ouvrages du docteur Petetin et dans l'histoire de la guérison de mademoiselle Julie, par M. le baron de Strombeck.

On ne manquera pas de lire ensuite la belle dissertation de Vanhelmont et les écrits de Maxwell, de Wirdig et autres auteurs du même temps, que Thouret a cités dans ses *Recherches et doutes*, quoiqu'il n'en eût fait qu'une lecture superficielle.

dication de la plupart des articles dans lesquels il est attaqué. Ces objections, qu'il est essentiel de connaître, ont été résumées ensuite, et présentées avec beaucoup de talent dans l'article *Mesmérisme* de l'Encyclopédie. Je dois des remercîmens à l'auteur de cet article pour l'extrême politesse avec laquelle il parle de moi; je ne crois point mériter les éloges qu'il me donne, mais je pense que si son article n'eût pas été composé avant la publication de ma *Défense du magnétisme*, il aurait trouvé dans ce dernier ouvrage la solution de la plupart des difficultés qu'il propose, et je m'en serais volontiers rapporté à son jugement.

Mais l'instruction qu'on peut puiser dans les livres français et latins n'est rien auprès de celle que se procureront facilement ceux qui savent les langues étrangères. L'ouvrage hollandais du célèbre docteur Backer de Groningue contient d'excellens préceptes et des faits très-curieux ; et les ouvrages allemands de Kluge, de Wienholt, de Wolfart, d'Eschenmayer, de Passavant, d'Ennemoser, de Kieser, de Nees-von-Esenbeck sont une mine inépuisable.

Tous ces auteurs conviennent des mêmes faits ; ils diffèrent sur les méthodes et sur les explications ; ils ont combiné les connaissances acquises par le magnétisme avec celles qu'ils ont puisées dans les autres sciences, et plusieurs d'entre eux ont associé la théorie du magnétisme à la philosophie la plus élevée. Ennemoser a beaucoup d'érudition ; et quoiqu'il manque de critique, il nous montre les traces du magnétisme dans les historiens et les philosophes de l'antiquité. Kluge a le premier donné un ouvrage classique dans lequel les phénomènes sont rapprochés et expliqués par une hypothèse fort ingénieuse, et dont les bases principales reposent sur l'anatomie et la physiologie. Wienholt a recueilli un grand nombre de faits observés avec exactitude et discutés avec la plus grande bonne foi. Wolfart a publié successivement tous ceux qu'il a observés, soit dans sa pratique particulière, soit au traitement public, dans lequel il est secondé par plusieurs de ses élèves. Il a répandu les plus grandes lumières sur l'application du magnétisme à la guérison des maladies ; il a adopté, développé et rectifié la théorie de Mesmer. Eschenmayer admet un éther organique, répandu partout, et bien plus subtil que la lumière; il est d'ailleurs métaphysicien spiritualiste. Passavant lie sa théorie du magnétisme aux sentimens religieux les plus touchans et les plus sublimes. Son ouvrage porte la lumière dans l'esprit et la charité dans le cœur. Kieser est un génie hardi et systématique qui cherche l'explication des phénomènes dans une théorie fort singulière du système général de la nature. Nees-von-Esenbeck et les auteurs de l'*Hermès* ont modifié l'hypothèse de Kieser. Sans adopter les opinions de ces divers auteurs, on retirera du moins cet avantage de l'étude qu'on en aura faite de pouvoir regarder comme incontestables les principes sur lesquels ils sont tous d'accord, et les faits sur lesquels ils s'appuient également, et qui ont été observés avec le plus grand soin.

En étudiant les divers ouvrages sur le magnétisme, il est essentiel de ne perdre aucune occasion pour faire par soi-même des observations ; et je dois ici établir un principe essentiel, malheureusement trop négligé, non seulement par ceux qui se sont occupés du magnétisme pour s'instruire eux-mêmes, mais encore par ceux qui ont entrepris d'éclairer les autres par leurs écrits.

Dans l'étude de toutes les sciences, il faut commencer par ce qui est le plus simple pour arriver par degrés à ce qui est le plus composé. La solution des problêmes les plus élevés de la physique serait inintelligible pour celui qui ne connaîtrait pas les lois du mouvement, l'action de l'électricité, celle du calorique. Il en est de même dans l'étude du magnétisme : il faut commencer par bien examiner les effets les plus simples et les plus communs, ceux qu'on produit journellement avec la plus grande facilité, ceux enfin qui prouvent seulement que le magnétisme exerce une influence qui lui est propre, avant de songer à se rendre compte des phénomènes merveilleux, tels que le somnambulisme : car ces derniers phénomènes sont compliqués de plusieurs causes qu'il faut avoir d'abord étudiées isolément.

En lisant les ouvrages publiés sur le magnétisme, on ne négligera point de se mettre en relation avec les personnes qui le pratiquent, pour voir, constater et recueillir de nouveaux phénomènes, pour reconnaître ce qui est commun à tous et ce qui est particulier à chacun d'eux. On s'attachera à bien discerner dans les divers phénomènes que présente souvent un même somnambule, ceux qui sont dus à l'action du magnétiseur, abstraction faite de la croyance et de la volonté du magnétisé, de ceux qui ont pu être produits ou modifiés par la volonté ou par l'imagination du magnétisé ; ceux qui sont dus à une plus grande excitation des organes des sens, de ceux qui annoncent le développement d'un sens particulier ; ceux enfin qui démontrent une clairvoyance plus ou moins étendue, mais qui ne s'exerce que sur des objets réels et sensibles, de ceux où cette même clairvoyance se mêle à des illusions. On examinera également s'il n'y a pas une force magnétique répandue dans la nature qui peut agir sur l'homme lorsqu'il est disposé à la recevoir, et qu'il se place dans des circonstances qui peuvent la concentrer et la diriger.

Après avoir recueilli un grand nombre de phénomènes, on tâchera de les classer, de les comparer et d'établir une théorie qui soit la conséquence de cette comparaison, si toutefois nous sommes arrivés au point où cette théorie est possible. Jusqu'à présent, presque tous ceux qui ont voulu donner des principes généraux les ont fondés sur quelques faits du même ordre, sans songer à d'autres faits auxquels ils ne sont point applicables. Cela est d'autant plus naturel que les somnambules d'un même magnétiseur ont ordinairement entre eux une certaine analogie, à cause de l'identité de l'influence à laquelle ils ont été soumis. Il suit de là que, pour découvrir les lois générales, il faut non seulement avoir vu beaucoup de faits de ses propres yeux, mais en avoir recueilli un grand nombre d'autres, qu'on aura eu soin de constater et dont on aura discuté toutes les circonstances.

Quant à l'action curative du magnétisme, indépendamment des indications que le somnambulisme a pu fournir, on ne pourra savoir jusqu'où elle s'étend, dans quelles maladies et sur quels tempéramens elle est le plus efficace, que lorsque des médecins auront soumis au traitement magnétique un grand nombre de malades qu'ils auront examinés avant le traitement, pour déterminer la nature de la maladie et savoir si elle est curable par les moyens ordinaires, et après le traitement, pour juger des changemens qui auront été obtenus. Cependant la multitude des guérisons opérées en peu de temps à la suite du traitement magnétique, dans certaines maladies dont le caractère est bien clair, comme les rhumatismes, les fièvres intermittentes, les engorgemens glanduleux, les contusions, etc., est une preuve de son efficacité dans les maladies du même genre.

Je viens de tracer le tableau des connaissances qu'il faut acquérir et des objets sur lesquels on doit fixer son attention, si l'on veut envisager le magnétisme dans son ensemble, déterminer le rang qu'il occupe parmi les grands phénomènes de la nature vivante, en découvrir les lois et en fixer les applications. Mais je n'ai point encore parlé de la marche qu'il fallait suivre pour s'instruire par la pratique, sans laquelle les notions qu'on aurait puisées dans les livres ne conduiraient à rien. J'ai dit seulement qu'il fallait aller des faits les plus simples aux plus composés, et c'est tout ce que la méthode d'étude propre pour le magnétisme a de commun avec celle qui convient aux autres sciences. Dans celle-ci on fait d'autant plus de progrès qu'on a plus d'ardeur pour le travail, plus d'activité pour vaincre les obstacles, plus de désir de découvrir la vérité. Dans l'examen du magnétisme, ces qualités seraient plus nuisibles qu'utiles si elles n'étaient unies à beaucoup de réserve, de patience et de modération.

Dans les sciences physiques et même dans la médecine, on a deux moyens de s'éclairer, l'observation et l'expérience ; dans la pratique du magnétisme on n'en a qu'un ; car celui qui magnétise ne doit jamais se permettre de faire des expériences : il doit laisser les phénomènes se présenter et se développer d'eux-mêmes, et en tenir compte après chaque séance de magnétisme.

La chose la plus difficile pour un magnétiseur qui veut s'instruire, c'est qu'il faut, pour ainsi dire, qu'il y ait en lui deux hommes qui ne doivent jamais exister ensemble, mais successivement ; l'un qui agit, l'autre qui observe ou qui raisonne.

Pendant qu'on magnétise on doit s'occuper, uniquement et sans distraction, de la guérison du malade auquel on s'est dévoué : il ne faut rien examiner, il ne faut se rendre compte de rien, il faut faire abstraction totale de ses préjugés, de ses opinions, de ses connaissances ; la raison même doit se reposer ; l'âme ne doit plus avoir qu'une seule faculté active, la volonté de faire du bien ; l'esprit qu'une seule idée, la confiance qu'on réussira (1).

Mais, après que la séance magnétique est terminée, le rôle change ; on se rappelle ce qu'on a vu, on s'en rend compte, on en combine toutes les circonstances ; on en recherche les causes, et l'on tâche de parvenir à des résultats qui prendront plus de certitude à mesure que de nouvelles observations viendront les confirmer. Le magnétiseur agissant doit avoir une confiance sans bornes : il ne doit

(1) Ce n'est pas seulement lorsqu'on magnétise soi-même qu'on doit se conformer aux préceptes que je viens de donner ; il est essentiel de s'imposer la même réserve lorsqu'on est admis à voir des phénomènes. On doit alors s'unir d'intention avec le magnétiseur, et regarder avec attention sans se permettre de porter aucun jugement. En un mot, on doit se conduire, quand on assiste à un traitement magnétique, comme on se conduirait si on le dirigeait soi-même, avec cette seule différence que, lorsqu'on est simple témoin, il ne faut faire usage de sa volonté que pour la subordonner à celle du magnétiseur.

douter de rien. Lorsqu'il se rend compte des phénomènes qui se sont présentés à lui, il doit être méfiant, douter de tout, n'admettre aucun fait que sur des preuves incontestables; aucun principe, qu'autant qu'il est appuyé sur une série d'observations toutes d'accord entre elles, et qu'il ne contrarie aucune des vérités reçues en physique et en physiologie.

Cette abnégation de soi-même est une chose extrêmement difficile pour les hommes habitués à observer froidement, et pour ceux qui se laissent emporter par leur imagination, et voilà pourquoi des personnes simples et sans instruction sont souvent plus propres à guérir des malades que ne le sont des hommes versés dans les sciences, et surtout que ceux qui ont une imagination vive.

L'Irlandais Greatrakes n'était ni un savant ni un enthousiaste.

Beaucoup de paysans et de bonnes femmes qui se croient le *don* de guérir, les uns les foulures, les autres les maux de dents, les autres les fièvres d'accès, réussissent souvent, et, s'ils étaient plus éclairés, ils réussiraient moins bien.

Lorsque j'ai donné comme un principe que le magnétiseur devait s'interdire toute expérience, j'ai voulu parler seulement de l'action directe qu'un individu exerce sur un autre par une émanation de lui-même, dirigée par sa volonté et par les procédés convenables, et du développement naturel des phénomènes que cette action produit. Mais ce principe n'est plus applicable, ou du moins il doit être modifié, s'il s'agit des méthodes de traitement ou des moyens de diriger, de renforcer, de concentrer l'action que le magnétisme peut avoir par lui-même lorsqu'il est une fois mis en mouvement. Sur cet objet, l'homme, qui a bien étudié les effets particuliers du magnétisme, et qui a des connaissances dans les sciences physiques et naturelles, doit se permettre divers essais pour découvrir les meilleurs moyens d'employer un agent qui est peut-être répandu dans la nature. Ainsi ce qui est relatif à la construction et à l'usage des baquets ou réservoirs magnétiques, à la direction des traitemens en grand, à l'emploi de la chaîne et aux précautions qu'elle exige, à l'influence que peuvent exercer certaines substances, à la propriété que peuvent avoir certains corps de communiquer une qualité particulière au fluide qui les traverse, à la question de savoir s'il est des corps qui isolent du fluide magnétique ou qui en ralentissent l'action, et d'autres qui sont conducteurs de cette action ou qui la concentrent de manière à la rendre plus forte, à la différence que les saisons, l'heure du jour, la présence ou l'absence de la lumière, la température, l'état de l'atmosphère, etc., peuvent apporter dans les effets du magnétisme; enfin à l'action du magnétisme sur les animaux et même sur les végétaux : tout cela ne peut être connu que par des essais faits avec prudence, mais fréquemment réitérés, et en tenant compte de toutes les circonstances. Et qu'on ne se presse pas de créer une théorie : car il est facile de choisir des faits pour prouver telle hypothèse qu'on voudra imaginer, sans que cet échafaudage de preuves séduisantes puisse jamais servir à la construction d'un édifice solide. Il faut, pendant long-temps, recueillir tous les faits connus, les grouper, les coordonner, les classer, et rester en doute sur les causes jusqu'à ce qu'on voie une théorie se former d'elle-même par leur arrangement, et que les applications et les conséquences de cette théorie conduisent à des résultats prévus et annoncés d'avance.

Un savant très-distingué vient de publier en Allemagne un ouvrage en deux volumes in-8°, dans lequel il considère le magnétisme sous tous les rapports. Il croit qu'il y a dans le magnétisme deux actions différentes : l'une qui dépend d'un principe vital répandu dans la nature et circulant dans tous les corps ; l'autre de ce même principe modifié par l'homme, animé par son esprit et dirigé par sa volonté. Il pense que la première sorte de magnétisme, qu'il nomme tellurisme ou sidérisme, peut être employée sans le concours de la volonté humaine et par la seule action de quelques substances minérales ou végétales. Selon lui, un baquet construit régulièrement peut, sans avoir été magnétisé, agir sur un malade qui vient s'y placer tous les jours pendant un certain temps, et produire à la longue la plupart des phénomènes qu'on obtient par les procédés magnétiques. J'invite les savans français à examiner cette théorie; mon ignorance de la langue allemande ne me permet pas d'en juger; mais le témoignage de Kieser est d'un grand poids; et si (comme je le présume) on est fondé à rejeter son système, on ne l'est pas du moins à nier les faits sur lesquels il l'appuie, et qui sont certainement bien dignes d'attention.

Ce n'est pas ici le lieu d'entrer dans de plus grands détails sur les recherches auxquelles on doit se livrer quand on veut étudier le magnétisme comme une science. Celui qui aura ce projet verra, par la lecture des ouvrages publiés depuis quelques années, quels sont les objets qui doivent le plus particulièrement fixer son attention : je lui recommande seulement de ne rien négliger, de consulter les ouvrages des ennemis du magnétisme comme ceux de ses partisans, de rechercher dans les livres des historiens, des philosophes et des médecins, les phénomènes analogues à ceux que la pratique du magnétisme nous a fait observer, de les séparer de toutes les hypothèses auxquelles ils ont donné lieu, et de ne pas se presser d'adopter des principes généraux. En lisant les écrits publiés sur le magnétisme dans les diverses écoles, depuis Vanhelmont jusqu'à nous, il reconnaîtra bientôt qu'il y a des effets qui se sont montrés partout, et toujours avec les mêmes caractères, et des phénomènes qui ne se sont présentés que dans certaines écoles et à certains magnétiseurs, et qu'on chercherait inutilement à reproduire soi-même. Ces phénomènes ne doivent point être rejetés : la plupart sont réels ; mais on les a souvent attribués à des causes chimériques ; on en a tiré des conséquences erronées, et l'on ne saurait mettre trop de soin à distinguer les faits en eux-mêmes des couleurs dont ils ont été revêtus par des narrateurs enthousiastes et crédules.

Je viens d'indiquer la marche qu'il convient de suivre pour parvenir à ce point élevé d'où l'on pourra embrasser le magnétisme dans toute son étendue, pénétrer ses profondeurs, soulever le voile qui couvre plusieurs de ses mystères, le dégager de ce qui lui est étranger, et déterminer le rôle qu'il joue dans la nature. Mais, sur la route que j'ai tracée, il se trouve des écueils que je dois signaler, parce qu'il est essentiel de les éviter si l'on veut faire une juste application des diverses connaissances qu'on aura acquises par l'observation et par la lecture.

J'ai dit qu'on ne prendrait dans les livres que

des idées vagues, si on ne s'était d'abord convaincu, par sa propre expérience, de la puissance du magnétisme. Les phénomènes du somnambulisme sont ce qu'il offre de plus surprenant et de plus instructif, et il est impossible d'en prendre une idée si on n'en a vu quelques-uns de ses propres yeux. Les diverses relations qu'on en a données contiennent des faits tellement disparates, qu'on ne peut découvrir le lien qui les unit, tellement merveilleux, qu'on en est ébloui et qu'on ne sait plus sur quoi appuyer sa croyance. Lorsqu'on a produit soi-même ces phénomènes extraordinaires, on est du moins assuré de leur réalité, et l'on peut employer à en examiner la gradation et les circonstances, le temps qu'on aurait sacrifié, inutilement peut-être, à en constater la vérité; mais, dans ce cas, il faut encore beaucoup d'attention et de sagesse pour bien discerner dans les discours et dans les aperçus des somnambules ce qui tient à l'exaltation des sens, à la susceptibilité nerveuse, à l'influence des idées acquises, aux erreurs de l'imagination, d'avec la manifestation ou le développement d'une faculté réelle, absolument étrangère à celle dont nous jouissons dans l'état habituel. J'ai beaucoup d'exemples de somnambules doués d'une clairvoyance étonnante dans l'exercice de leur nouvelle faculté appliquée à des choses positives et de leur ressort, et qui disaient des folies lorsqu'on voulait leur faire expliquer comment ils voyaient, et surtout lorsqu'on les faisait parler sur un sujet qui excitait leur imagination. Je comparerais volontiers le somnambulisme à une lunette qui fait voir distinctement au foyer des objets que l'œil nu ne pourrait apercevoir; mais en-deçà et au-delà du foyer les rayons se croisent, les couleurs deviennent plus brillantes, et les images sont entièrement déformées. La clairvoyance des somnambules, tout inconcevable qu'elle est, n'en est pas moins incontestable; il n'y a point d'exagération dans ce qu'on a dit : mais elle est, dans chaque individu, bornée à certains objets, renfermée dans un certain ordre d'idées; et ce n'est que par la comparaison d'un grand nombre de faits, dans lesquels on aura séparé la vérité des illusions, qu'on parviendra à reconnaître de quelle étendue elle est susceptible, quelle en est l'origine et quelles sont les conditions qui en favorisent le développement. Si deux magnétiseurs voulaient, chacun de leur côté, établir une théorie du somnambulisme d'après le dire de leurs somnambules, il est infiniment probable que ces deux théories ne se ressembleraient pas. Je vais plus loin, et j'ose affirmer qu'en raisonnant d'après quelques phénomènes considérés isolément, on peut arriver non seulement aux hypothèses les plus bizarres, mais à nier même la réalité du magnétisme.

J'ai montré à combien d'erreurs on s'expose par un examen incomplet et circonscrit des phénomènes du magnétisme ; je dois avertir maintenant de celles qui résultent d'une application inconsidérée des connaissances qui lui sont étrangères.

Je suis convaincu qu'on ne fera jamais de véritables progrès dans la science du magnétisme, lorsqu'on en cherchera les principes dans les autres sciences. Vouloir expliquer le magnétisme par l'électricité, par le galvanisme, par des considérations anatomiques sur les fonctions du cerveau et sur celles des nerfs, c'est comme si on voulait expliquer la végétation par la cristallographie. Il est essentiel que les savans et les médecins soient bien persuadés que les connaissances les plus profondes en physique et en physiologie ne les conduiront jamais à découvrir la théorie du magnétisme ; elles leur seront cependant utiles pour les garantir de beaucoup d'erreurs, en les mettant à même de discerner ce qui appartient au magnétisme de ce qui est dû à d'autres causes, en leur fournissant les moyens de vérification, en les autorisant à rejeter toute conséquence qui serait essentiellement contraire à des vérités prouvées par la physique. Le magnétisme, considéré comme un agent, est entièrement différent des autres agens de la nature ; il a ses lois, qui ne sont pas les mêmes que celles de la matière. Considéré comme une science, il a ses principes particuliers, qui ne peuvent être connus que par l'observation, et dont on ne saurait prendre une idée en étudiant les autres sciences : voilà ce que je puis donner comme certain ; voici maintenant ce que je me permets d'ajouter comme une opinion qui est la mienne et celle de plusieurs hommes éclairés, mais que je ne dois proposer que comme une opinion.

La théorie du magnétisme repose sur ce grand principe, qu'il y a dans la création deux sortes de substances essentiellement différentes par leurs caractères et leurs propriétés, l'esprit et la matière ; que ces deux substances agissent l'une sur l'autre, mais que chacune a des lois qui lui sont propres. Parmi les lois qui régisssent l'action de la matière sur la matière, plusieurs ont été successivement connues par l'observation, déterminées par le calcul, et vérifiées par l'expérience. Telles sont celles du mouvement, de l'attraction, de l'électricité, de la transmission de la lumière, etc. Il n'en est pas ainsi de l'esprit : quoique l'existence de notre âme nous soit démontrée, et que plusieurs de ses facultés nous soient connues, sa nature est un mystère, son union avec la matière organisée est un fait inconcevable, et la plupart des lois par lesquelles l'esprit agit sur l'esprit nous sont inconnues. Les corps vivans, qui sont composés d'esprit et de matière, agissent sur les corps vivans par la combinaison des propriétés des deux substances. On voit qu'il y a dans cette action deux élémens distincts, et un élément mixte. La connaissance des lois qui les régissent constitue la science du magnétisme, et c'est seulement par l'observation, la distinction et la comparaison des divers phénomènes, qu'on pourra parvenir à la découverte et à la détermination de ces lois.

Il suit de là que ceux qui voudront établir une théorie du magnétisme sur les propriétés de la matière, et ceux qui la chercheront dans les seules facultés de l'âme, s'écarteront également de la vérité. Le magnétisme étant une émanation de nous-mêmes, dirigée par la volonté, il participe également des deux substances qui composent notre être.

Ce n'est point ici le lieu de développer cette idée. L'objet que je me suis proposé étant d'enseigner la pratique du magnétisme, c'est plutôt pour retenir que pour exciter ceux qui veulent l'étudier à fond, que je me suis permis de leur indiquer la marche qu'ils doivent suivre et les difficultés qu'ils ont à vaincre pour atteindre leur but. De plus longs détails seraient inutiles; je me bornerai donc à résumer en peu de mots ce que j'ai dit dans ce chapitre.

Pour pratiquer le magnétisme, on n'a besoin que de volonté, de confiance et de charité; et tous les livres qu'on a écrits depuis qu'on s'en est occupé comme d'une découverte, n'ajoutent rien d'essentiel aux trois principes proclamés par notre respectable maître M. de Puységur : *Volonté active vers le bien, croyance ferme en sa puissance, confiance entière en l'employant.* Pour se rendre compte de la cause et de la concordance des phénomènes, il faut avoir d'abord acquis, par sa propre expérience, une entière conviction de la puissance de l'agent ; il faut ensuite avoir pris une connaissance générale de la nature physique, puis de l'organisation de l'homme et des divers états dans lesquels il peut se trouver : il faut enfin s'élever à un autre ordre d'idées, pour reconnaître l'influence de l'esprit sur la matière organisée, et pour s'expliquer comment un homme agit sur un autre par sa volonté.

Bénissons le ciel de ce que l'exercice d'une faculté aussi utile, aussi sublime que celle du magnétisme, n'exige que la simplicité de la foi, la pureté d'intention et le développement du sentiment naturel qui nous associe aux souffrances de nos semblables, et nous inspire le désir et l'espérance de les soulager. Qu'avons-nous besoin de consulter les lumières vacillantes de l'esprit, lorsque pour agir efficacement il suffit de s'abandonner à l'impulsion du cœur ?

NOTES.

Le manuscrit de cet ouvrage était depuis long-temps terminé; je l'avais communiqué aux personnes de ma connaissance qui s'occupent de magnétisme, et l'impression en était fort avancée, lorsque des occupations de devoir m'ont obligé de l'interrompre. Dans cet intervalle, j'ai eu l'occasion de suivre plusieurs traitemens, de voir de nouveaux phénomènes, et de recevoir des renseignemens qui m'auraient déterminé à faire des modifications ou des additions à ce que j'avais d'abord écrit. Je crois devoir placer ici quelques-unes de ces observations, en indiquant la page, ou seulement le chapitre auquel elles peuvent sa rapporter.

Pour faire les passes, il ne faut employer, etc.
(Page 27.)

J'ai souvent remarqué que les personnes qui n'ont pas l'habitude de magnétiser croient devoir employer beaucoup de force. Pour cela, elles mettent leurs muscles en contraction, et font des efforts d'attention et de volonté. Cette méthode n'est pas bonne, souvent même elle est nuisible. Lorsqu'on a une volonté calme et constante, et une attention soutenue par l'intérêt qu'on prend au malade, les effets les plus salutaires ont lieu sans qu'on se donne la moindre peine. Il est des cas où il faut donner une secousse, s'opposer à une fausse direction, vaincre un obstacle, soutenir ou terminer une crise : on peut alors avoir besoin d'une force extraordinaire; mais ce n'est jamais au commencement d'un traitement qu'il faut y avoir recours. On ne doit point se fatiguer par les procédés magnétiques; c'est bien assez de la fatigue qu'on éprouve par l'émission du fluide.

NOTE 2, CHAPITRE II, pag. 39.

J'ai dit qu'à la fin de chaque séance de magnétisme il était à propos de débarrasser le malade du fluide surabondant en faisant des passes transversales, ou des passes au-delà des extrémités, et j'ai insinué qu'il était quelquefois nécessaire de soutirer le fluide du malade, au lieu de le charger d'un fluide étranger; mais j'ai négligé d'insister sur ce point, et d'indiquer les cas où cette méthode négative est d'une grande importance. Je vais m'expliquer sur ce sujet.

Lorsqu'il y a une surexcitation des forces nerveuses, ou une grande irritation, ou une disposition inflammatoire, on produit presque toujours du calme en soutirant le fluide; souvent même on enlève le mal, qui s'échappe avec le fluide. Ainsi, dans l'inflammation du cerveau, il est convenable de faire des passes en commençant par la partie inférieure de la tête, pour attirer au-dehors, soit par les côtés, soit par le sommet. Le médecin qui veut bien m'adresser des observations sur mon ouvrage y fera probablement mention de ce procédé dont il m'a parlé. Je vais citer à ce sujet un fait très-remarquable, et qui vient de se passer sous mes yeux.

M. H***, lieutenant de vaisseau, est allé il y a quelques jours voir M. N***, dont je parlerai bientôt. Il avait eu, il y a cinq ans, un coup de soleil, et depuis il sentait fréquemment de fortes douleurs de tête. Un jour que cette douleur le faisait beaucoup souffrir, M. N*** imagina de remplir un verre d'eau magnétisée, de le couvrir d'un linge, afin qu'en le renversant l'eau ne se répandît pas, et il l'appliqua, ainsi renversé, sur le derrière de la tête de M. H***, qui se tenait incliné. Ensuite, il fit des passes de la tête au verre, pour soutirer le fluide et le faire entrer dans l'eau. M. H*** sentit quelque chose sortir de sa tête pour se porter dans le verre. « C'est, me disait-il, comme si on tirait un filet de l'eau. » Après cinq minutes, la douleur cessa entièrement. Je ne sais si elle reviendra ; mais il n'est pas douteux qu'alors le même moyen réussira à la faire disparaître.

On pourra, dans plusieurs circonstances, faire l'application de ce procédé, qui doit être accompagné d'une intention analogue. Je crois que si, après l'opération, quelqu'un eût bu l'eau contenue dans le verre, il s'en serait fort mal trouvé.

Note 3, Chapitre II.

Peu de temps après Mesmer, qui expliquait tous les phénomènes du magnétisme par des causes purement physiques, quelques personnes, donnant dans l'excès opposé, substituèrent à sa théorie un système de spiritualisme. M. le chevalier de Barbarin, homme très-pieux, mais probablement livré à des idées mystiques, prétendit que tous les procédés étaient inutiles, et qu'il suffisait de la foi et de la volonté pour opérer des prodiges. Ceux qui adoptèrent ses opinions se mettaient en prières auprès du lit d'un malade, et réussissaient souvent à le guérir. Les succès qu'ils ont pu obtenir ne prouvent rien pour la vérité de leurs principes, et l'état de concentration que cette méthode exige peut avoir des conséquences fâcheuses. Notre âme est le principe des mouvemens volontaires; elle donne l'impulsion au fluide nerveux : mais tant qu'elle est unie à la matière organisée, c'est à l'aide des organes qu'elle est destinée à agir au-dehors, soit immédiatement, soit par une émanation qui se porte à distance, comme les rayons qui partent des corps lumineux. Je me suis interdit de parler de théorie, et j'aurais gardé le silence sur les opinions des spiritualistes, s'il n'existait en ce moment des hommes bien intentionnés qui, dédaignant le magnétisme, entreprennent de traiter des malades par des pratiques qu'ils croient plus puissantes et plus efficaces. Ils obtiennent des guérisons, cela n'est pas douteux; ils produisent un somnambulisme extatique, et leurs somnambules se persuadent qu'ils sont inspirés : cela peut conduire à des erreurs, et déranger l'imagination non seulement des crisiaques, mais encore de ceux qui les consultent. Qu'on se rappelle les idées singulières qui s'étaient emparées des somnambules de Suède, on verra que rien n'est plus contraire à la raison. Ne considérons donc point le somnambulisme comme un état surnaturel dans lequel on a des visions et des inspirations célestes; voyons-y l'extension de nos facultés, et peut-être le développement d'un sens intérieur qui se séveille lorsque les sens extérieurs sont assoupis. Employons le magnétisme comme un moyen d'aider la nature, de ranimer les forces, de rétablir l'équilibre, de faciliter la circulation, et ne nous imaginons pas que l'homme puisse se donner à lui-même ni donner à d'autres le pouvoir d'opérer des miracles. Les procédés n'eussent-ils d'autre avantage que celui d'empêcher l'imagination de s'égarer, il serait encore nécessaire d'en faire usage.

Note 4, Chapitre III.

Parmi les effets que produit le traitement magnétique, il en est un dont il est essentiel d'être prévenu, et dont j'ai oublié de parler. Je vais réparer cette omission.

Lorsqu'un malade a un cautère, il arrive assez souvent que ce cautère se ferme après quelques séances de magnétisme. Il ne faut point s'en inquiéter : c'est une preuve que les humeurs prennent un autre cours. J'ai dirigé le traitement d'une dame très-malade depuis plusieurs années. Deux cautères, qu'on lui avait recommandé d'entretenir, se séchèrent en quelques jours. Elle en fut d'abord alarmée ; mais bientôt elle se trouva mieux, et en six semaines elle fut parfaitement guérie.

Note 5, Chapitre IV, pag. 72.

Il paraît que l'eau magnétisée n'exerce aucune influence sur les personnes qui n'ont point été magnétisées.

Des observations qui m'ont été communiquées récemment, m'ont prouvé que ma conjecture était fausse, et que l'eau magnétisée agissait quelquefois d'une manière très-efficace sur des personnes qui n'avaient point été magnétisées. Je puis citer, entre autres exemples, celui d'une femme qui avait depuis long-temps des maux d'estomac, et qui en a été promptement guérie par ce moyen.

Les objets magnétisés peuvent également exercer une action très-salutaire, quoiqu'il n'y ait pas eu de rapport antérieurement établi.

Note 6, Chapitre V.

J'ai dit que les somnambules n'avaient pas tous les jours la même clairvoyance; mais j'ai négligé d'avertir qu'ils la perdent quelquefois à l'égard de tel ou tel malade avec lequel ils sont depuis long-temps en rapport, tandis qu'ils en montrent beaucoup relativement à d'autres. Cette anomalie est une chose bien singulière; mais j'en ai malheureusement vu plusieurs exemples. Je vais m'expliquer.

Dans les maladies chroniques très-graves il arrive assez souvent qu'à la première consultation le somnambule voit d'une manière étonnante l'état antérieur et l'état actuel du malade. Il indique des remèdes qui produisent d'abord du soulagement, et quelques jours après une amélioration telle qu'on regarde la guérison comme certaine. Tout ce qu'il annonce se réalise, et la confiance qu'on lui accorde paraît bien fondée. Mais, dans la suite, l'état du malade change, il s'aggrave. Le somnambule continue de prescrire des remèdes qui ne produisent plus l'effet qu'il en espérait ; il ne juge plus par instinct, par intuition, il conjecture, il tâtonne : il cherche à remédier à des accidens qu'il n'avait pas prévus, et l'on reconnaît trop tard qu'on n'aurait pas dû s'en rapporter aveuglément à lui.

Il faut donc se conduire avec la même prudence et la même circonspection pendant toute la durée du traitement, et l'on ne doit point se persuader que le somnambule ne se trompera pas au second ou au troisième mois, parce qu'il a bien vu et parfaitement réussi dans les premiers jours. Dès que le somnambule cesse d'annoncer avec exactitude les effets que produiront ses remèdes, et les crises qui auront lieu, on ne doit plus s'en rapporter à lui. Il est absolument inutile de demander au somnambule l'explication de ce qu'on éprouve : la plupart du temps il n'est pas en état de la donner, mais il ne doit jamais se tromper dans l'annonce des effets qu'on éprouvera. Ce que je viens de dire s'applique plus particulièrement aux somnambules de profession. Un somnambule qui n'est chargé que d'un ou deux malades, avec lesquels il s'identifie, conserve presque toujours toute sa clairvoyance, ou s'il la perd il s'en aperçoit, et il en avertit.

NOTE 7, CHAPITRE V, *à la fin.*

Le Traité du somnambulisme de M. le docteur Bertrand est le premier ouvrage ex-professo sur ce sujet, et le seul dans lequel il ait été envisagé sous de nombreux rapports ; on y reconnaît un homme très-éclairé par l'étude de la médecine, de la physiologie et de la métaphysique. En effet, l'auteur y compare le somnambulisme naturel, celui qui se montre dans plusieurs maladies, celui qui est dû à l'exaltation de l'imagination, et celui qui est la suite du traitement magnétique, et il prouve que tous présentent des phénomènes analogues, et tiennent à une même cause. Il fait ainsi rentrer dans l'ordre naturel plusieurs faits qu'on avait attribués à des causes surnaturelles ; et il arrive à cette conclusion très-importante, que si on eût connu d'abord les phénomènes du somnambulisme magnétique, on n'aurait point attribué au diable ceux que présentaient les prétendus sorciers, à une inspiration céleste ceux qu'on voyait chez les prophètes des Cévennes, à l'influence du diacre Paris ceux qui se manifestaient à Saint-Médard. Mais il me semble s'être trompé dans ce qu'il dit sur l'action du magnétisme et sur les principes de cette action. Il a cherché dans la physiologie l'explication de phénomènes qui dépendent d'une autre loi ; il a généralisé les observations qui lui sont propres, et il a regardé comme des illusions des faits moins surprenans que ceux qu'il a vus, lorsqu'ils ne s'accordaient pas avec sa théorie. S'il eût été témoin de plusieurs des faits qui se sont passés sous mes yeux, s'il eût discuté les preuves de plusieurs de ceux qui ont été rapportés par des hommes éclairés, il n'aurait pas rejeté ce qu'il nomme les prétentions des magnétiseurs.

Je ne me serais pas permis de faire des observations critiques sur cet ouvrage, si je ne l'avais jugé assez instructif et assez important pour devoir en conseiller la lecture.

J'ajouterai que M. Bertrand, quoiqu'il ne soit pas doué d'une grande force physique, a guéri par le magnétisme des maladies nerveuses très-graves et très-invétérées : ce qui ne démontre nullement la vérité de son ingénieuse théorie, mais ce qui prouve qu'il possède plusieurs des qualités qui font le bon magnétiseur.

Note [illegible], Addition au Chapitre VI.

Il existe chez quelques individus une puissance magnétique vraiment prodigieuse dont je ne prétends point découvrir la cause, mais dont je crois devoir dire un mot. 1° Pour inviter ceux qui en sont naturellement doués à l'employer sans ostentation, sans songer à produire des effets étonnans, mais avec simplicité, avec prudence et uniquement dans la vue du bien. 2° Pour que, dans certaines circonstances, on s'adresse à ceux dont on a entendu raconter des guérisons merveilleuses. 3° Pour qu'on sache bien que la puissance dont je parle est circonscrite et limitée, tellement que celui qui peut opérer certains prodiges ne parviendrait point à obtenir des effets moins surprenans, mais qui ne sont pas du même genre.

Ainsi plusieurs magnétiseurs produisent le somnambulisme avec une extrême facilité, et n'espèrent de succès que de cette crise, tandis que d'autres ne l'obtiennent presque jamais, et n'en font pas moins de bien. Quelques-uns guérissent seulement certaines maladies, d'autres soulagent ou guérissent indifféremment toutes celles qui sont curables. Il en est qui agissent par la seule volonté, sans aucun procédé magnétique apparent, et qui peuvent même exercer cette action à distance : ils se mettent en rapport avec le malade qui s'est adressé à eux, en s'unissant d'intention avec lui, et par la communication des pensées et des sentimens. On a vu enfin des magnétiseurs qui, possédant une force extraordinaire, n'en faisaient usage que pour produire des phénomènes étonnans et sans aucune utilité. Ces derniers exposent le magnétisme au ridicule; ils en éloignent les gens sages; ils fournissent des armes à ceux qui le regardent comme dangereux. Je ne saurais trop engager les personnes attachées à la bonne doctrine à ne jamais aller voir ces expériences de curiosité : elles n'en retireraient aucune instruction, et elles auraient à se reprocher de les avoir en quelque sorte autorisées par leur présence.

Pour donner une idée des facultés spéciales dont sont doués quelques magnétiseurs, et de l'usage qu'ils doivent en faire, je vais raconter succinctement ce qui m'a déterminé à réfléchir sur ce sujet.

J'ai eu l'année dernière l'occasion de faire la connaissance de M. le comte de G...s, et je me suis lié d'amitié avec lui; il m'a communiqué ses observations, et il m'a rendu témoin de plusieurs faits qui m'ont prouvé combien sa puissance est supérieure à celle de la plupart des magnétiseurs. Tels sont ceux dont je vais rendre compte :

1° Une dame encore jeune était fort souffrante, parce que depuis plusieurs années le sang avait cessé d'avoir son cours naturel. Elle avait fait usage, sans succès, des remèdes de la médecine, de ceux que lui avaient indiqués des somnambules, et elle s'était fait magnétiser par plusieurs personnes. M. de G....s ayant un jour été prié de la magnétiser, le fit avec toute l'énergie dont il est capable; et dans une heure, il obtint la crise qu'on avait inutilement cherché à produire, et qui était nécessaire pour le rétablissement de la santé.

2° Une somnambule très clairvoyante est subitement attaquée d'une fièvre ardente accompagnée de délire. Elle éprouve des coliques, des vomissemens, des suffocations, de cruelles douleurs dans la tête et dans les reins. Son magnétiseur ne peut ni la calmer ni la faire entrer en somnambulisme. Comme on était dans les plus vives alarmes, il va prier M. de G....s de venir à son secours. Trois heures d'une action soutenue ont suffi pour dissiper la fièvre et les douleurs, pour amener un sommeil paisible qui a duré toute la nuit, et pour rétablir les forces à tel point que, le lendemain, la malade s'est trouvée en état de venir à pied au Jardin-du-Roi pour me rendre compte de sa guérison.

3° Une dame, que son mari a guérie de plusieurs indispositions en la rendant somnambule, et chez laquelle il reproduit cette crise avec la plus grande facilité, est renversée par une voiture, et reçoit des contusions très-graves à la tête et au côté : elle éprouve bientôt de violentes douleurs que son mari ne peut apaiser. Cet état durait depuis trois jours, lorsqu'une de ses amies, qui connaissait M. de G...s, obtient de lui qu'il veuille bien essayer son action. La malade entre aussitôt en somnambulisme; mais elle déclare ne voir aucun remède à son mal. Il y a, dit-elle, un dépôt dans la tête, et le magnétisme ne fait qu'augmenter mes souffrances. M. de G....s essaie inutilement de la rassurer; et c'est en quelque sorte malgré elle que, pendant trois heures, il persiste à produire des crises très-douloureuses, mais dont il sent la nécessité. Il parvient enfin à dégager la tête et le côté. Il rétablit le calme, et la malade lui dit qu'il n'y a plus de danger, et qu'elle lui doit la vie. Le lendemain, il donne une seconde séance, et il acquiert la certitude que la guérison est complète.

Lorsque M. de G....s assiste à un traitement somnambulique, qui a pour but la guérison du malade, il croirait manquer à la délicatesse, s'il exerçait son influence autrement qu'en la subordonnant à celle du magnétiseur; mais s'il voit que ce magnétiseur veut faire des expériences contraires au but du magnétisme, il est le maître d'anéantir l'action; il n'a pas même besoin d'être présent pour cela : pourvu qu'il ait une fois été mis en rapport, il agit, quoiqu'il soit dans un autre appartement, et sans que le magnétiseur ou le somnambule aient pu en avoir le moindre soupçon.

On sent qu'une telle puissance serait dangereuse entre les mains d'un homme capable d'en abuser ; mais peut-être perdrait-elle son énergie, si elle n'avait pour premier mobile l'amour du bien. M. de G....s réunit à une grande force physique toutes les qualités morales qui peuvent rendre son action salutaire, et j'insisterais sur ce point, s'il ne devait pas lire ce que je dis de lui. Il réussit très-facilement à produire le somnambulisme ; mais ce n'est qu'autant qu'il le veut, et il magnétise sans amener cette crise lorsqu'il ne la juge pas nécessaire, et lorsqu'il n'a pas la certitude d'être libre de continuer le traitement.

Voici maintenant un exemple de facultés totalement différentes, mais qui ne sont pas moins remarquables.

M. N***, qui occupe une place dans une petite ville peu éloignée de Paris, n'avait aucune idée du magnétisme, lorsqu'au commencement de l'année dernière il lut le premier volume de mon *Histoire critique*. Son fils étant alors malade depuis quatre ans, il essaya de le magnétiser, et il le guérit. Sa cuisinière avait des douleurs de rhumatisme, et il les dissipa. Celle-ci en parla à des personnes de sa connaissance, et bientôt plusieurs malades vinrent prier M. N*** de les guérir : il y réussit.

Le nombre de ces malades devint bientôt si considérable que, ne pouvant les traiter tous par la manipulation directe, il construisit un baquet où il finit par en réunir douze ou quinze le matin et autant l'après-midi. Il donnait à chacun d'eux quelques minutes pour diriger le fluide : il calmait à part ceux qui éprouvaient des crises. Cependant, malgré le désir qu'il en avait, il ne parvint jamais à produire un somnambulisme complet. Il allait de plus voir chez eux les malades qui ne pouvaient sortir.

Les choses en étaient là lorsqu'il vint me trouver pour me rendre compte de ce qu'il avait fait, et pour me demander des conseils. Quoiqu'il s'exprimât avec la plus grande simplicité, ce qu'il me raconta me parut si extraordinaire, que je désirai vérifier les faits. J'allai passer deux jours chez lui; je m'entretins avec les malades qu'il avait guéris et avec tous ceux qui étaient en traitement. Je lui conseillai de substituer à son baquet rempli d'eau un baquet sec où seraient placées des bouteilles d'eau magnétisée, et trois mois après je retournai passer encore trois jours chez lui, pour connaître les résultats obtenus depuis ma première visite.

Je ne raconterai point ici les guérisons opérées à ce traitement; il me suffira de dire que, parmi ceux qui s'y sont rendus, plusieurs avaient des maladies invétérées qui avaient résisté aux remèdes de la médecine, et que le petit nombre de ceux qui n'ont pu recouvrer une santé parfaite ont été considérablement soulagés.

Voici maintenant ce qu'il y a de plus remarquable. M. N*** est exempt d'enthousiasme, et il exerce sur ses malades une influence morale qui tient aux dispositions de son âme. Tous ceux qui se placent autour de son baquet se sentent dans un état de calme et de bien-être. Leur imagination n'est jamais excitée. Ils sont attachés à leur magnétiseur, et prennent intérêt les uns aux autres. L'influence se fait sentir sur leur caractère et leurs habitudes. Une femme disait un jour : « Je n'osais « rester seule la nuit, j'avais peur du tonnerre, « j'avais peur des souris; maintenant je n'ai peur « de rien. » A l'instant trois ou quatre répondent : « Et moi aussi. »

Quoiqu'il n'y ait pas eu de somnambulisme prononcé, plusieurs des malades sont dans un état magnétique qui m'a frappé, et dont M. N*** ne se doutait pas lui-même : ils voient le fluide magnétique; quelques-uns ont même aperçu des courans. Lorsque M. N*** magnétise un vase rempli d'eau, ils voient entrer dans l'eau une vapeur lumineuse; et cette eau, qu'ils boivent avec avidité, est pour eux un excellent remède. Quelques-uns sentent l'approche de M. N***, et j'ai vu un enfant de huit ans, qu'il allait magnétiser chez sa mère, indiquer le moment où il sortait de son appartement et la route qu'il avait prise. M. N*** se fait quelquefois suppléer auprès de ses malades par leurs parens;

et la confiance qu'il inspire à ceux à qui il donne une instruction fort simple, fait qu'ils réussissent très-bien.

On voit que l'action qu'exerce M. N*** diffère beaucoup de celle qu'on a vu se manifester dans d'autres traitemens magnétiques. Il est des incommodités qu'il dissipe en deux ou trois minutes. Il semble qu'un fluide curatif émane continuellement de lui, et qu'il ne lui faut qu'un simple acte de volonté pour le diriger. Si j'avais un ami gravement malade, je lui conseillerais de s'adresser à cet excellent homme.

Cependant, M. N*** n'a pas une grande force physique, et la fatigue à laquelle il s'est livré a plusieurs fois altéré sa santé. Il ne peut voir souffrir quelqu'un sans s'identifier avec lui, et sans se dévouer à lui faire du bien. Plus de quarante malades lui doivent leur guérison. Personne ne saurait supposer qu'aucun autre motif que celui de la charité ait pu le déterminer à consacrer au soulagement des malheureux tout le temps dont il peut disposer ; cependant il n'a pu échapper à des tracasseries. On a cherché à éloigner de lui ceux qui venaient réclamer ses soins, en leur disant qu'il ne pouvait faire des choses si extraordinaires que par la puissance du diable. Plusieurs personnes l'ont averti que, s'il continuait à recevoir des malades, on le dénoncerait comme un charlatan, et qu'on lui ferait perdre sa place. On a donné des inquiétudes à sa femme, qui se trouvait heureuse du bien qu'elle lui voyait faire. Enfin, pour conserver sa tranquillité, il a été obligé de fermer son traitement.

J'en appelle aux hommes éclairés ; il y en a beaucoup, parmi les ecclésiastiques et parmi les hommes éminens dans la société, qui ont sur le magnétisme des idées justes : j'espère qu'ils ne se refuseraient point à prendre la défense de l'homme dont je fais connaître les sentimens, s'il avait à redouter les attaques de l'ignorance ou de l'envie.

Note 9, Chapitre VII.

Un médecin de la Faculté de Paris vient de me remettre une observation que je crois utile de publier, parce qu'elle est relative à une maladie dont je n'ai pas fait mention.

Observation d'une migraine persistante, et d'une chorée accidentelle, guéries par le magnétisme.

Mademoiselle S***, âgée de trente-huit ans, éprouva le 17 octobre une vive frayeur, qui changea subitement l'état dans lequel elle se trouvait en produisant une suppression. Vingt-quatre heures après, pesanteur dans les lombes et dans les parties inférieures de l'abdomen, céphalalgie, perte d'appétit et mouvemens irréguliers dans le bras et la jambe du côté droit. Ces mouvemens ressemblaient beaucoup à la chorée ou danse de Saint-Guy. Le médecin employa pendant trois mois tous les remèdes convenables : les sangsues, les sédatifs, les antispasmodiques, le sulfate de quinine, etc. Il juge que l'estomac et l'abdomen sont mieux; mais il ne peut parvenir à dissiper la migraine, à rétablir le cours du sang, et à calmer les mouvemens nerveux. La malade, qui s'afflige beaucoup, demande alors si le magnétisme ne serait pas utile dans cette circonstance; le médecin conseille d'en essayer : il suspend tous les remèdes, et recommande de vivre avec sobriété. On commence à magnétiser au milieu de janvier, seulement trois fois par semaine, et douze à quinze minutes par séance. La malade ne boit plus que de l'eau magnétisée. Au commencement de février, les symptômes nerveux se dissipent peu à peu; ils disparaissent totalement au milieu du mois : la malade reprend de la fraîcheur et de la gaîté, le sang a repris son cours naturel, et au mois de mars elle a recouvré une bonne santé, qui paraît devoir se soutenir.

Note 10, Chapitre X, pag. 321.

Ce que nous nommons fluide magnétique est peut-être, comme le pensait Vanhelmont, et comme le croit Kieser, un agent qui pénètre tous les corps. Les découvertes récentes de M. Œrsted, de M. Ampère et de plusieurs autres physiciens célèbres; les recherches de MM. Prevost et Dumas, et de divers physiologistes, sur le rôle que joue l'électricité dans les phénomènes de l'économie animale; les observations de M. de Humboldt sur le gymnote électrique, etc., pourront nous donner quelques lumières sur ce sujet. Mais ce n'est pas en cela que consiste le problême : c'est dans la puissance qu'a l'homme de diriger ce fluide, de le modifier, de lui communiquer telle ou telle vertu, et je crois que ce problême est insoluble, parce que nos sens extérieurs ne peuvent rien nous apprendre sur le principe intérieur de la vie.

Note 11, Chapitre X, pag. 329.

Au lieu de reconnaître seulement deux substances dans l'homme, il serait peut-être plus exact d'en distinguer trois : l'âme, le corps, et une substance intermédiaire qui est le principe de la vie. C'était l'opinion des anciens, qui désignaient cette substance sous le nom d'esprit, ou sous celui de char de l'âme. C'est encore l'opinion de la plupart des somnambules parvenus au plus haut degré de la clairvoyance. On sent bien que cette question métaphysique est étrangère à mon sujet; j'en parle seulement pour qu'on ne m'accuse pas de l'avoir ignorée. Ce qui est incontestable, c'est que, dans les êtres sentans, il y a deux substances essentiellement différentes : l'une qui est matière, l'autre qui ne l'est pas.

Le principe de la vie est distinct de la matière, puisqu'il est une forme qui agit sur la matière et qui l'organise; il est distinct du principe de l'intelligence, puisque les plantes sont vivantes.

FIN.

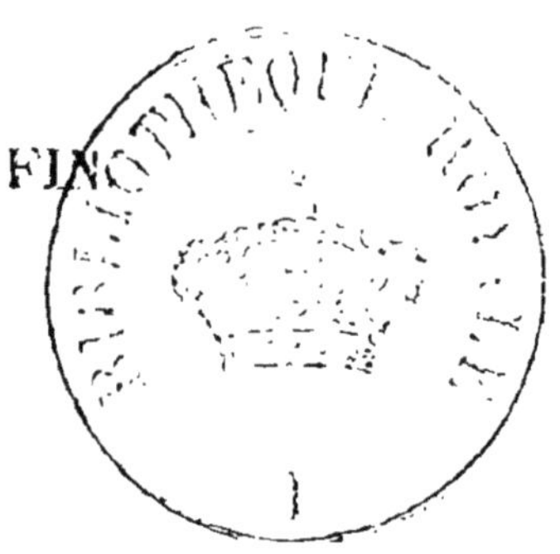

TABLE DES CHAPITRES.

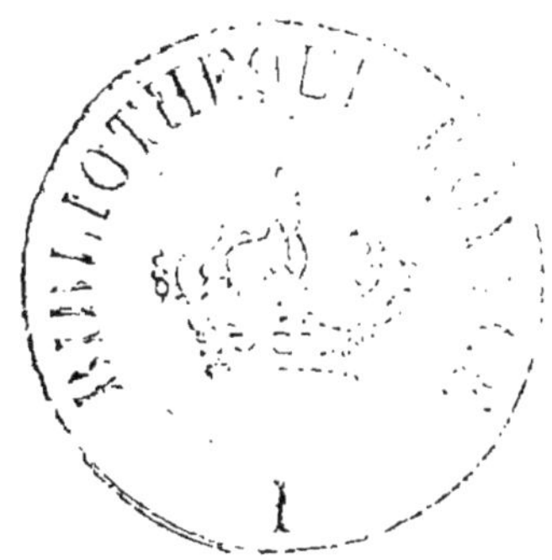

FIN DE LA TABLE.

BIBLIOTHEQUE NATIONALE DE FRANCE
3 7531 00417792 0

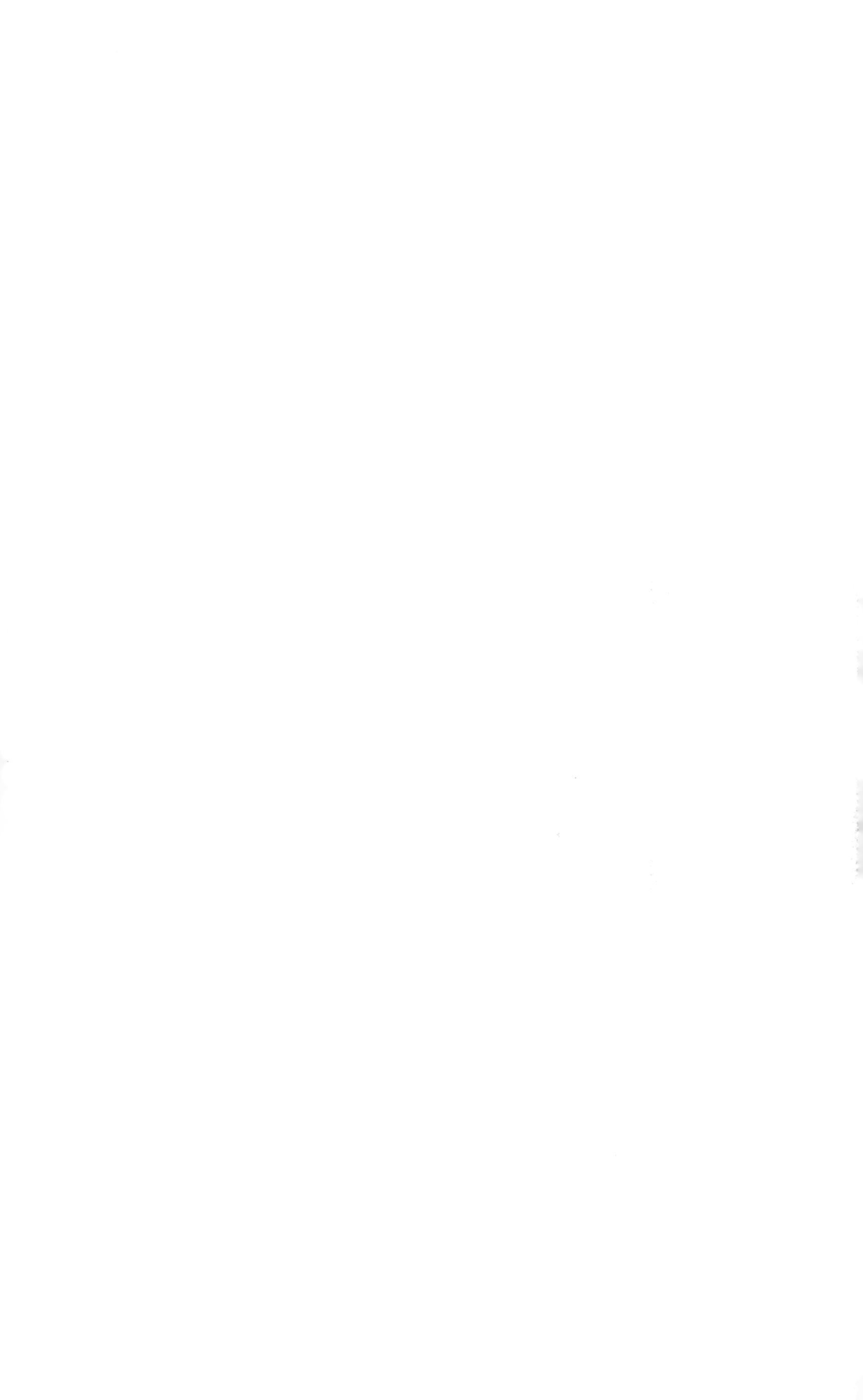

www.ingramcontent.com/pod-product-compliance
Ingram Content Group UK Ltd.
Pitfield, Milton Keynes, MK11 3LW, UK
UKHW020156250726
13967UKWH00003B/1102

9 782012 989788